Functional Dyspepsia: FD

機能性ディスペプシア

日本人に適した診療を求めて

監修
荒川 哲男
大阪市立大学大学院 消化器内科学教授

編集
富永 和作
大阪市立大学大学院 消化器内科学准教授

フジメディカル出版

はじめに －FDの概念

　機能性ディスペプシア（functional dyspepsia: FD）は，改名するまではnon-ulcer dyspepsia（NUD）と呼ばれ，その名称は1952年のGastroenterology誌の論文タイトルとして登場する。FDに名称が変わってきたのにはいくつかの理由があるが，organic dyspepsiaにうまく対応する名称であることから，1990年初頭より，徐々に使われ出した。

　実はFDはこのとき生まれた用語ではなく，1907年の原著論文タイトルに出てくるほど古い用語である。では，日本でFDという用語に馴染みが薄いのはどうしてだろう。実は，日本ではもっと古くにこの疾患の記述がある。「物言わぬは腹ふくるるわざ」という徒然草の記述は鎌倉時代末期（1330-31年）で，言いたいことを言わずに我慢していると胃がもたれる，すなわちFDであり，ストレスが大きな原因であることまで示唆している。

　実際，日本では「慢性胃炎」（本来は組織学的診断名であり，症状発現とは無関係）の病名のもとに事実上FDを治療してきた永い歴史があり，遅まきながら混乱期をやっと脱しつつある。このようなことから，WHOが公表している疾病の国際的な統計分類（ICD）で，日本語訳として「機能性ディスペプシア」が病名コード登録されたのもごく最近のことである。

　欧米人と日本人では，胃酸分泌能をはじめ，胃の形態・機能に相違点が多い。日本人に適したFD診療が求められるところである。図らずも「機能性ディスペプシア」の病名を適応症とする最初の治験が終了し，日本発信の新薬が臨床の現場に登場したところである。

このような時期に，実にタイムリーに，本邦初となるFDの単行本出版に関与する幸運に恵まれたことは至高の喜びである。この本が読者の診療・研究に大いに役立ち，患者さんに福音をもたらすことを願っている。最後になりましたが，このような機会をご紹介いただいた大阪市立大学名誉教授曽和融生先生に深謝いたします。また，企画から編集まで獅子奮迅の働きを見せてくれた富永和作准教授に敬意を表します。さらに，短い期間にもかかわらず熱筆を振るってくださった著者の先生方に厚く感謝いたします。

2014年9月

　　　　　　　　　　　　　　　　大阪市立大学大学院医学研究科 消化器内科学
　　　　　　　　　　　　　　　　　　　　　教授　荒川 哲男

執筆者一覧

●監　修
荒川 哲男　　大阪市立大学大学院医学研究科 消化器内科学教授

●編　集
富永 和作　　大阪市立大学大学院医学研究科 消化器内科学准教授

●執筆者（執筆順）

荒川 哲男　　大阪市立大学大学院医学研究科 消化器内科学教授

木下 芳一　　島根大学医学部 第二内科教授

三上 博信　　島根大学医学部 第二内科

岡田 真由美　島根大学医学部 第二内科

山口 太輔　　佐賀大学医学部 消化器内科

福森 則男　　佐賀大学医学部 地域医療支援学講座

藤本 一眞　　佐賀大学医学部 内科教授

春間 　賢　　川崎医科大学 消化管内科学教授

鎌田 智有　　川崎医科大学 消化管内科学講師

塩谷 昭子　　川崎医科大学 消化管内科学准教授

中田 浩二　　東京慈恵会医科大学 消化管外科特任准教授

永原 章仁　　順天堂大学医学部 消化器内科先任准教授

北條 麻理子　順天堂大学医学部 消化器内科准教授

渡辺 純夫　　順天堂大学医学部 消化器内科教授

庄司 知隆　　東北大学病院 心療内科助教

福土 　審　　東北大学大学院医学系研究科 行動医学教授

保坂 浩子　　群馬大学医学部附属病院 消化器内科

執筆者一覧

河村　修	群馬大学医学部附属病院 光学医療診療部講師	
草野 元康	群馬大学医学部附属病院 光学医療診療部診療教授	
有沢 富康	金沢医科大学 消化器内科主任教授	
竹内 利寿	大阪医科大学附属病院 消化器内視鏡センター長・講師	
樋口 和秀	大阪医科大学 第二内科教授	
二神 生爾	日本医科大学 消化器内科学准教授	
山脇 博士	日本医科大学 消化器内科学	
坂本 長逸	日本医科大学 消化器内科学教授	
藤川 佳子	大阪市立大学大学院医学研究科 消化器内科学国際消化管研究センター特任助教	
富永 和作	大阪市立大学大学院医学研究科 消化器内科学准教授	
加藤 元嗣	北海道大学病院 光学医療診療部准教授	
大島 忠之	兵庫医科大学 内科学消化管科講師	
三輪 洋人	兵庫医科大学 内科学消化管科主任教授	
田中 昭文	杏林大学医学部 第三内科	
德永 健吾	杏林大学医学部 第三内科講師	
高橋 信一	杏林大学医学部 第三内科教授	
服部 正平	東京大学大学院 新領域創成科学研究科 情報生命科学専攻・オーミクス情報センター教授	
屋嘉比 康治	埼玉医科大学総合医療センター 消化器・肝臓内科教授	
堀江 俊治	城西国際大学薬学部 薬理学研究室教授	
松本 健次郎	京都薬科大学病態薬科学系 薬物治療学分野助教	
田嶋 公人	城西国際大学薬学部 薬理学研究室准教授	

目次

はじめに－FDの概念－
　　　　　　　　　　　　　　　　　　　　　　　　　　　荒川 哲男　　2

カラー図譜　　　　　　　　　　　　　　　　　　　　　　　　　　　8

I● FDの定義・疫学

1. FDの定義は？日本における実臨床とRome IIIとの整合性は？
　　　　　　　　　　　　　　　木下 芳一・三上 博信・岡田 真由美　　12

2. FDは日本で増加している？今後の増加予測は？
　　　　　　　　　　　　　　　山口 太輔・福森 則男・藤本 一眞　　21

3. FDの発症・増悪に季節性はあるか？
　　　　　　　　　　　　　　　春間 賢・鎌田 智有・塩谷 昭子　　27

II● FDの診断

1. 日本人に適したFDの診断法は？
　　　　　　　　　　　　　　　　　　　　　　　　　　　中田 浩二　　32

2. 内視鏡所見から，FD治療につながる病態を評価・推察できるか？
　　　　　　　　　　　　　　　永原 章仁・北條 麻理子・渡辺 純夫　　39

3. 心身症と考えるべきか？診療での線引きは？
　　　　　　　　　　　　　　　　　　　　　　　庄司 知隆・福土 審　　45

4. FDの鑑別診断
　　　　　　　　　　　　　　　保坂 浩子・河村 修・草野 元康　　56

III● FDの病態

1. FDの病態は，環境因子？遺伝性因子？
　　　　　　　　　　　　　　　　　　　　　　　　　　　有沢 富康　　64

2. FDの病態は，ストレス？ 胃酸？ 消化管運動？
　　　　　　　　　　　　　　　　　　　竹内 利寿・樋口 和秀　71

3. FDの病態は機能性疾患ですべて説明できるか？ 粘膜炎症から考える
　　　　　　　　　　　　　　　　二神 生爾・山脇 博士・坂本 長逸　79

4. FDの病態は機能性疾患で解決されるのか？
　　腸管神経炎症・変性から考える
　　　　　　　　　　　　　　　　藤川 佳子・富永 和作・荒川 哲男　86

Ⅳ FDの治療

1. 病態・病型からみたFDの治療戦略は？
　　　　　　　　　　　　　　　　　　　　　　　　　加藤 元嗣　95

2. 日本のガイドラインからみたFDの一般的推奨治療とは？
　　　　　　　　　　　　　　　　　　　　大島 忠之・三輪 洋人　107

Ⅴ トピックス，展望

1. *H. pylori* 感染性胃炎は，*H. pylori* 関連ディスペプシアか，それとも？
　　　　　　　　　　　　　　　　田中 昭文・徳永 健吾・高橋 信一　116

2. 各種疾患と腸内マイクロバイオーム
　　　　　　　　　　　　　　　　　　　　　　　　　服部 正平　123

3. FDと生活習慣病関連因子
　　　　　　　　　　　　　　　　　　　　　　　　　屋嘉比 康治　133

4. FDの分子機構：末梢性内臓知覚過敏と温度感受性TRPV1チャネル
　　　　　　　　　　　　　　　　堀江 俊治・松本 健次郎・田嶋 公人　143

索引　155

カラー図譜

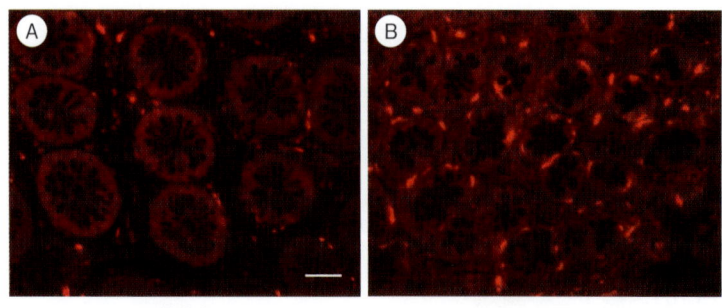

感染後IBS患者
IBSの患者では mast cell が有意に増加している。　　　（p.82 図2 参照）

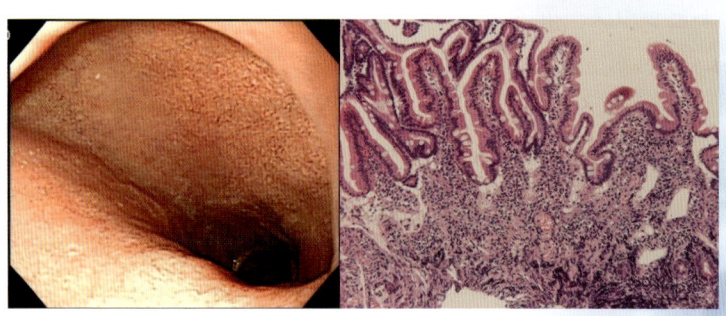

感染後FD患者における十二指腸炎
　　　　　　　　　　　　　　　　　　　　　　　（p.83 図3 参照）

カラー図譜

コントロール群

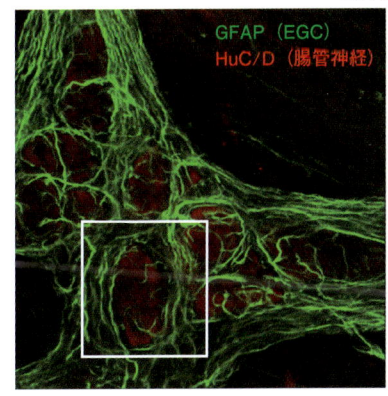 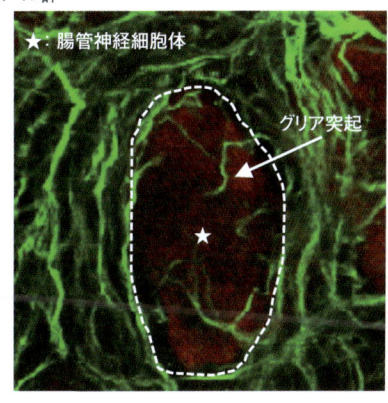

MS群

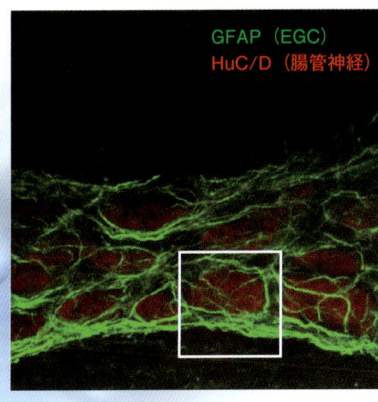 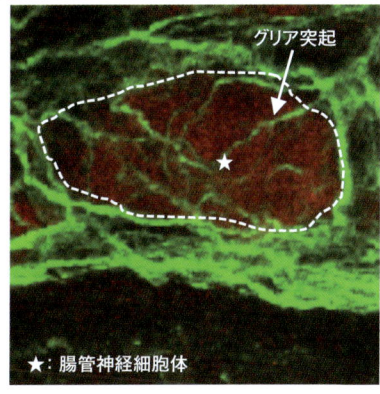

ラット胃筋層間神経叢

(p.92 図2 参照)

カラー図譜

(A) 菌種組成（門レベル）

組成比（門）

- Firmicutes
- Actinobacteria
- Bacteroidetes
- Proteobacteria
- その他

(B) 菌種組成（属レベル）

組成比（属）

- Bacteroides
- Prevotella
- Enterobacter
- Lactobacillus
- Bifidobacterium
- Streptococcus
- Propionibacterium
- Enterococcus
- Ruminococcus
- Megamonas
- Coprococcus
- Coriobacterium
- Faecalibacterium
- Parabacteroides
- Fusobacterium
- Parasutterella
- Clostridium
- Roseburia
- Subdoligranulum
- Veillonella
- Eubacterium
- Dorea
- Phascolarctobacterium
- Catenibacterium
- Collinsella
- Escherichia
- 未知帰属
- その他

(C) 遺伝子（機能）組成

組成比（機能）

- 炭水化物輸送と代謝
- アミノ酸輸送と代謝
- 翻訳、リボソーム構造と生成
- エネルギー生産と変換
- 翻訳後修飾、タンパク質代謝回転、シャペロン
- 脂質輸送と代謝
- 二次代謝物生合成、代謝、異化
- 予測だけによる一般的機能
- 転写
- 細胞壁、膜、包膜の生成
- シグナル伝達機構
- 核酸輸送と代謝
- 細胞内輸送、分泌、小胞輸送
- 機能未知
- 細胞周期の制御、細胞分裂、染色体分配
- 複製、組換え、修復
- 無機イオン輸送と代謝
- 防御機構
- 補酵素輸送と代謝
- 細胞運動性

(p.128 図3 参照)

ヒト腸内マイクロバイオームの菌種数・菌種組成・遺伝子組成

A：門レベルでの菌種組成、B：属レベルでの菌種組成、C：遺伝子（機能）組成
横軸：100名の成人被験者、解析したメタゲノムデータ数：>100万／被験者

カラー図譜

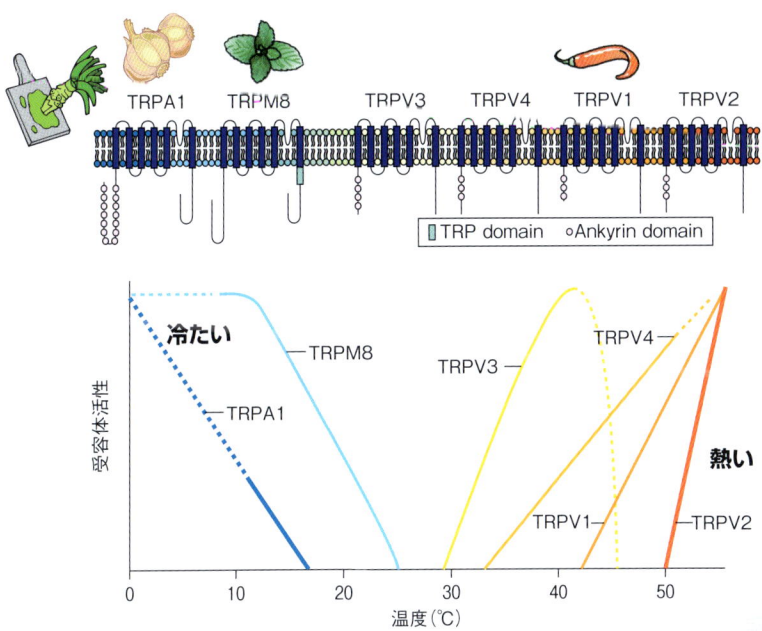

温度感受センサーとしてのTRPチャネル
温度に依存してチャネル活性が変化するTRPチャネルは，熱い，温かい，冷たいを感受する。
(p.144 図1 参照)

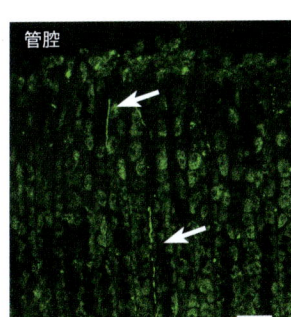

アンテナのように胃内管腔側に伸びるTRPV1神経
TRPV1を免疫組織化学的手法により染色し，共焦点レーザー顕微鏡にて観察した。胃粘膜におけるTRPV1神経は胃腺に沿ってまっすぐに走っており，胃内腔に接する被蓋上皮細胞の近くまで到達していたが，管腔へは突き抜けていない。
(p.146 図4 参照)

I FDの定義・疫学

1 FDの定義は？日本における実臨床とRome Ⅲとの整合性は？

木下 芳一　　三上 博信　　岡田 真由美

はじめに

　機能性ディスペプシア（FD）という疾患名は比較的新しいが，その概念は古くから知られており，上腹部不定愁訴，症候性胃炎，non-ulcer dyspepsia，神経性胃炎，胃下垂などと呼ばれてきた。本疾患は，消化管の運動や知覚に何らかの異常が起こり発症すると推定される機能性消化管疾患に分類されている。機能性消化管疾患の定義・分類に大きな影響力があるRome委員会は，1991年にFDの疾患としての定義を初めて報告してからその改訂を繰り返し，現在最も新しいものは2006年に発表されたRome Ⅲ基準である。ただ，Rome Ⅲ基準に変更されたことによって臨床研究を行う上で本当に有用性が高くなったか，この基準を日本の日常診療の場で使用することができるか，また，使用することが有用性を生むのか，ということに関して十分な検討は行われていない。そこで，ここでは，FDの定義についての解説と，最新のFDの定義であるRome Ⅲ基準を日本の日常臨床に用いることができるか否かについての考察を行う。

ディスペプシアの定義

　ディスペプシアとは，上腹部を中心に発症する不快な症状のうち上部消化管に起因するであろうと推察される症状をまとめて表す用語である。「ディスペプシア」がギリシャ語で消化不良を表す言葉である点から考えても，食べた物が消化されずに胃の中に残ることによって引き起こされる症状を包括したものであると考えられる。すなわちディスペプシアとは本来，上腹部の痛み，灼熱感，胃もたれ，膨満感，胸やけ，呑酸などの症状が食

事と関係して出現するときに用いられるべきであると考えられる．症状を包括的に表す用語であるディスペプシアが必要であった理由は，慢性的に上腹部症状を有する患者に調査を行うと1人平均3，4種類の上腹部症状を有し，それぞれの症状を区別することが難しいことや，時間経過とともに1つのディスペプシア症状から他のディスペプシア症状へと症状が変化しやすいという特徴があったためであろうと考えられる[1,2]．

以前日本でディスペプシアが上腹部不定愁訴と呼ばれたり，1989年にAmerican Gastroenterology Associationのワーキングチームがnon-ulcer dyspepsiaという概念を発表したときには，上腹部痛や胃もたれ症状とともに現在は逆流症状と考えられている胸やけや呑酸もディスペプシアを構成する症状として含まれていた．ところがその後，胃食道逆流症（GERD）の概念が整理され，酸性の胃内容物が食道内に逆流し食道の上部に達したり，食道内に長時間停滞したりした場合に，胸やけ症状や呑酸症状が出現することが知られるようになった．このため，胸やけと呑酸は逆流症状としてディスペプシアから外されるようになった．Rome委員会では胸やけと呑酸は最初からディスペプシアから外す方向で対応が行われ，最新の基準でもディスペプシアとは別のものとして扱われている．

そこで現在は，一般的にはディスペプシアとは上腹部痛，胃もたれ，膨満感などの上腹部を中心とした症状が食事と関係して出現するものを示し，胸やけや呑酸は含めないものと考えられている．

Rome Ⅲ基準

最新のFDの世界基準である2006年に発表されたRome Ⅲ基準は，臨床研究を世界標準で行うことを可能とするためにFDの中でもコアとなる患者群を選び出すことを目的として作成されている．その基本概念は**表1**に示すように，「症状の原因となると考えられる器質的疾患がないにもかかわらず，食後のもたれ感，早期飽満感，心窩部痛，心窩部灼熱感のうち1つ以上の症状があり，これらが6カ月以上前に発症し，3カ月以上持続していること」だとされている[3]．

ただし，このような基準を日常の診療に用いることは無理であることは最初から認識されており，Rome委員会でも日常診療に用いるためにはこの

I FDの定義・疫学

表1 FD診断のためのRome III基準
（特に研究目的やさらに詳しい定義が必要な場合の定義）

- 以下の4つのうち少なくとも1つ以上の症状があること
    食後愁訴症候群（postprandial distress syndrome: PDS）
    1. 食後膨満感
    2. 早期飽満感
    心窩部痛症候群（epigastric pain syndrome: EPS）
    3. 心窩部痛
    4. 心窩部灼熱感
- 症状を説明できる明らかな器質的疾患がないもの
- 少なくとも6カ月以上前に症状を経験し，最近3カ月間症状が続いているもの
    症状が持続しているとは，PDSに関しては週に数回（2〜3回以上），EPSに関しては週に1回以上の頻度で生じることをいう

（文献3より引用）

不安定な自覚症状と除外診断によって定義された様々な
病態を含む可能性のある症候群

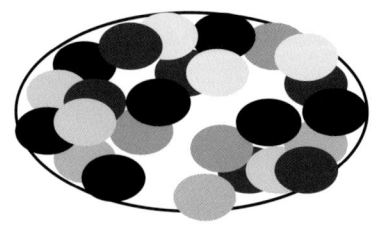

機能性ディスペプシア
（FD）

図1 機能性ディスペプシアの概念図
機能性ディスペプシアは症候群であり，診断には器質的疾患の除外診断が必要である。

FDの診断基準を緩和して，「FDとは症状の原因となる器質的，全身性，代謝性の疾患がないにもかかわらず胃十二指腸に由来すると思われる症状が慢性的に生じているもの」とするべきであろうと記載している[3]。すなわち現時点では，FDとは不安定な自覚症状と除外診断によって定義された症候群ということになり，その中には様々な病因・病態を有する疾患が含まれていることになる（図1）。

Rome Ⅲ 基準は Rome Ⅰ, Ⅱ, Ⅲ と改訂が繰り返されてきた最新のものであるが, 発表されてから既に7年が経過しており, 近々に新しい基準である Rome Ⅳ が発表される予定である。Rome 基準は, 新しい研究成果を取り入れながら発展しつつある発展途上の基準であると認識すべきであると考えられる。

Rome Ⅲ 基準の問題点

診断の基準を作成することのメリットは, 基準に従えば診断が容易になるとともに診断の確度が上がると期待されることである。

最近, 腹部症状のために病院を受診した例のうち上部消化管の内視鏡検査と詳細な病歴の聴取が行われた1452例を対象として, Rome Ⅲ 基準のバリデーションを試みた論文が発表された[4]。この中では, 6カ月以上前に症状が発症し, 3カ月は持続し, 心窩部痛, 心窩部灼熱感, 食後の胃もたれ, 早期飽満感の1つ以上の症状があるという Rome Ⅲ 基準を満たす例とこれらの基準を満たさない上腹部症状を有する例の, 内視鏡検査で発見された器質的疾患の有病率が示されている。

本検討では, 上腹部症状を有する全患者のうち器質的疾患が23.5%の例にみられ, 最も高頻度に発見されたのは逆流性食道炎であった。Rome Ⅲ 基準を満たす例と満たさない例を比べると好酸球性食道炎は Rome Ⅲ 基準を満たさない例に有意に多かったが, 逆流性食道炎, 胃十二指腸潰瘍, 食道癌, 胃癌などそれ以外の疾患の有病率は Rome Ⅲ 基準を満たす例と満たさない例で有意な差異は認められなかった。また, FD診断の確度に関しての検討では, Rome Ⅱ 基準と比べて Rome Ⅲ 基準が優れていたわけではないと結論されている。すなわち, Rome Ⅲ 基準に記載されている症状の特徴や持続期間をFD診断の根拠として用いても器質的な疾患を除外することは困難で, 本基準の有用性が揺らいでいることになる。

Rome Ⅲ 基準では, 下位分類として心窩部痛, 心窩部灼熱感を有する epigastric pain syndrome (EPS) と, 食後の胃もたれ, 早期飽満感を有する postprandial distress syndrome (PDS) に分類されている。ところが, FD患者を症状に基づいてこの2群に分けることは難しいことが多く, どちらにもあてはまらない例や両方の症状を有し混合型と考えられる例が30%

近くにあるとする報告もある[5,6]。さらに，ディスペプシア症状が時間とともに変化していくことを考えると，FDのEPS，PDSへの下位分類はますます困難になると考えられる。

Rome Ⅲ基準は日本の実臨床と整合するか？

　一般的によく知られているRome Ⅲ基準は臨床研究を世界標準で行うことを主目的として作成された基準であり，実臨床にそのまま用いることを意図されたものではない。このため，基準を緩和した日常臨床用のFDの診断の基準が同時に報告されている[3]。臨床研究用の細かいRome Ⅲ基準は，日常診療で使用しようとすると，欧米でも日本においても多くの問題点があることがわかっている。

　まず心窩部痛，心窩部灼熱感，食後の胃もたれ，早期飽満感のうち1つ以上の症状を有することが，Rome Ⅲ基準に従ってFDの診断を行うためには必要である。このため，これらの症状以外の上腹部症状のみを訴える患者は，器質的疾患を有さなくてもFDと診断することができない。慢性的な嘔気，腹部膨満感，食欲不振，心窩部不快感などがあってもFDと診断できないことになるが，これらの症状を主訴として受診をする患者は少なくな

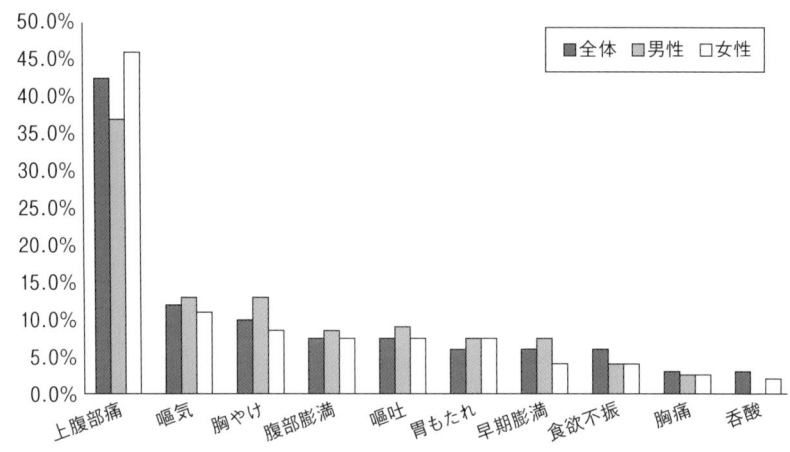

図2 医療機関の外来を上腹部症状のために受診する患者の訴える上腹部症状
Rome Ⅲ基準に記載されていない症状で受診する患者は少なくない。　　（文献7より引用）

い[7]（図2）。Rome Ⅲ基準では，FDのコアの部分を形成する患者を集積し病態や治療法の研究をすることを目的として自覚症状が制限されていると思われるが，Rome Ⅲ基準に記載されていない症状だけを有する患者は日常臨床では稀ではないため，日本の日常臨床で遭遇する患者を広くFDと診断するためには，診断に必要な症状の基準を緩和することが必要かもしれない[8]。

　Rome Ⅲ基準で診断に必要とされている4つの自覚症状は，必ずしもわかりやすいものではない。食後の胃もたれはFDの診断に有用な症状であるが，食後とはいつまでのことを言うのであろうか。診療をしていると，朝食を食べた後1日中胃もたれがあるという患者も珍しくないが，これは食後の胃もたれか否か。心窩部灼熱感はFDの診断に有用な症状で胸やけはFDの診断には否定的因子となる症状であるが，心窩部灼熱感と胸やけは症状としての特性が類似しており違いは発症する部位ということになる。心窩部の上縁と胸の下縁の境目をどこと認識すべきか，私は知らない。また，心窩部灼熱感と胸やけを本当に区別できるのか，区別することに意義があるのか，ということに関しても十分な検討は行われていない。さらに，早期飽満感も患者にとっては必ずしもわかりやすい症状ではない。実際この症状を主訴とする日本の患者は多くないように思える[7]。すなわち，Rome Ⅲ基準で採用されている自覚症状は，日本の日常診療ではそんなに簡単な症状ではないように思える。

　一方，FDの診断のためには6カ月以上前から症状があり最近3カ月は症状があることという条件も，日本の現状では大変厳しい条件となる。私たちは日本のFDを疑わせる自覚症状を有する例を対象に，病院受診時の症状の持続期間を調査した。その結果，対象者2549人の中で6カ月以上症状が持続している例は16.4％であり，56.9％は症状の持続期間が1カ月未満であった[1]（図3）。さらに，病悩期間が短い患者と長い患者の間にQOLの差を認めず，病悩期間が短い患者でも治療が必要であると考えられた（図4）。これは，医療機関へのアクセスがよい日本では，多くの患者が症状出現後比較的短い病悩期間で医療機関を受診するためであると考えられる。また，同様の日本からの報告もみられており[5]，臨床研究に用いることを主目的としたRome Ⅲ基準をそのまま日本の日常臨床に用いると，半数以上のFD疑い例が最終的にFDと診断されないことになってしまう。症状の種類だけで

I　FDの定義・疫学

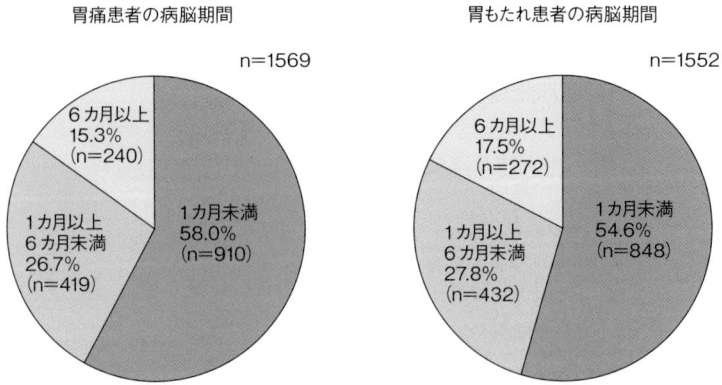

図3　FD症状を有する患者の受診時の病悩期間
日本では半数以上の患者が症状出現後1ヵ月以内に医療機関を受診している。
（文献1より引用改変）

はなく症状の持続期間に関しても，何らかの緩和が日常臨床では必要であろうと考えられる。

　Rome III基準に記載されている自覚症状からFDであると疑われる例でも6～23%に器質的な疾患が混入し，混入する器質的疾患としては逆流性食道炎が最も多い。ただし大きな問題は，この中に食道癌や胃癌も混入してしまうことである。このため慢性的に上腹部症状を訴える例には内視鏡検査を含む精査が必要となるが，精査が直ちに必要なリスクが高い例か精査を後回しにしてもよい低リスクの例かを鑑別するための警告症状，徴候の選定が重要となる。体重減少，嚥下障害，再発性嘔吐，貧血症状，消化管出血症状，高齢者，腹部腫瘤，発熱，最近健診を受けていないことなどは，警告症状・徴候とみなされている。ところが，これらの症状の警告症状としての臨床的信頼性は示されておらず，むしろ不十分さを示す論文が多い[9,10]。このため，慢性的なディスペプシア症状を有する例に対しては，原則全例に内視鏡検査を含む精査が必要となっている。

　FDは健診受診者の11～17%にみられると報告されている極めて有病率の高い疾患であり[7]，これら全例に精査を行うことは大量の医療資源を必要とすることになる。日常臨床では症状の種類や持続期間に関しては緩和的

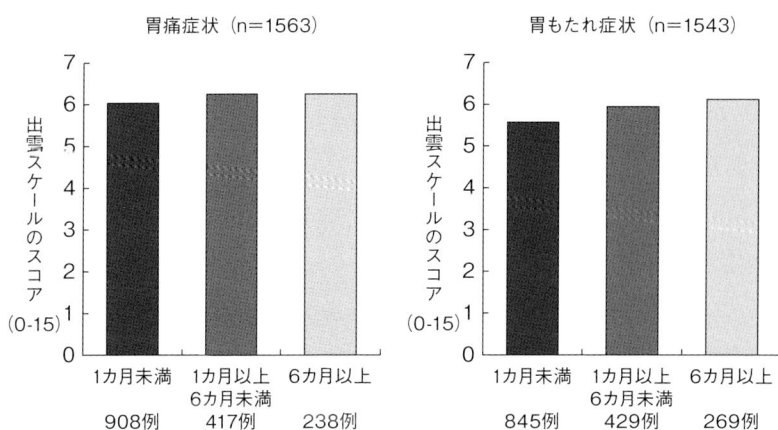

図4 FD症状を有する患者の病悩期間別の出雲スケールで計測したQOL
病悩期間が長くても短くてもQOLの低下に差は認められなかった。　　（文献1より引用）

な対応が必要であるが，器質的疾患を考えると，緩和ばかりでなく，器質的疾患を有する患者を見つけ出すための警告症状，徴候の検討がより強力に推し進められることが必要と考えられる。

　最後に，FDの下位分類であるEPSとPDSに関しては，私たちの日本人を対象とした検討ではFDを疑う例の40%はEPS系とPDS系の両方の症状を有しており，どちらかに分類することが困難であった[1]。さらに，それぞれの症状の起こる病態が異なるのか同一なのかが不明で，治療方法に関しても下位分類によって治療反応性が異なるとする報告もあるが，反対の報告もあり，最近日本消化器病学会が作成したガイドラインでも，病型に基づいたFDの治療に関する推奨度は高くはない[7]。FDの下位分類に関しては，その必要性に関して再度検討を行うとともに，FDの病態そのものを明らかとする研究が必要であろうと考えられる。

おわりに

　臨床研究を進めることを主目的としたRome Ⅲ基準をそのまま日常臨床に用いるには複数の問題点があり，臨床研究を視野に入れたRome Ⅲ基準と日

本の日常診療では乖離している部分も多い。ただ,「FDとは症状の原因となる器質的,全身性,代謝性の疾患がないにもかかわらず胃十二指腸に由来すると思われる症状が慢性的に生じているもの」と記載されているRome Ⅲの日常診療用の基準は,日本でそのまま用いても現状と乖離はなく,整合性も取れると考えられる。

参考文献

1) Kinoshita Y, Chiba T; FUTURE Study Group: Characteristics of Japanese patients with chronic gastritis and comparison with functional dyspepsia defined by ROME III criteria: based on the large-scale survey, FUTURE study. Intern Med 50: 2269-2276, 2011
2) Kinoshita Y et al: Clinical characteristics and effectiveness of lansoprazole in Japanese patients with gastroesophageal reflux disease and dyspepsia. J Gastroenterol 49: 628-637, 2014
3) Tack J et al: Functional gastroduodenal disorders. Gastroenterology 130: 1466-1479, 2006
4) Ford AC et al: The Rome III criteria for the diagnosis of functional dyspepsia in secondary care are not superior to previous definitions. Gastroenterology 146: 932-940, 2014
5) Manabe N et al: Clinical characteristics of Japanese dyspeptic patients: is the Rome III classification applicable? Scand J Gastroenterol 45: 567-572, 2010
6) Nakajima S et al: Spectra of functional gastrointestinal disorders diagnosed by Rome III integrative questionnaire in a Japanese outpatient office and the impact of overlapping. J Gastroenterol Hepatol 25(Suppl 1): S138-S143, 2010
7) 古田賢司ほか:日本人の上腹部症状に対する認識についての検討. 日消誌 105: 817-824, 2008
8) 日本消化器病学会編:機能性消化管疾患診療ガイドライン2014－機能性ディスペプシア(FD),南江堂,東京, 2014
9) Hammer J et al: Diagnostic yield of alarm features in irritable bowel syndrome and functional dyspepsia. Gut 53: 666-672, 2004
10) Vakil N et al: Limited value of alarm features in the diagnosis of upper gastrointestinal malignancy: systematic review and meta-analysis. Gastroenterology 131: 390-401, 2006

I FDの定義・疫学

2 FDは日本で増加している？今後の増加予測は？

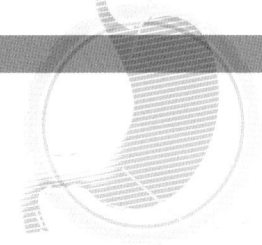

山口 太輔　　福森 則男　　藤本 一眞

はじめに

　機能性消化管疾患（functional gastrointestinal disorders: FGID）は，胸やけ，腹痛，胃もたれ，下痢，便秘などの消化器症状を慢性的に有するものの，消化管に明らかな器質的疾患を認めない状態の総称であり，特に上部消化管に関連した特定の症状を有するものをFD（functional dyspepsia: 機能性ディスペプシア）と呼ぶ。腹部症状でプライマリケアを受診する患者の中でかなりの頻度を占めており，本項ではこれまでの報告をもとに，FDが日本で増加傾向にあるか，今後増加するのかについて概説する。

FDの有病率

　日本におけるFDの有病率は，用いたFDの定義によりやや異なってはいるが，これまでの報告では概ね検診者の約10～20%，病院受診者の約40～50%がFDであるとされており，それぞれ報告されているFDの有病率に大きな隔たりはない（表1：機能性消化管疾患診療ガイドライン2014より一部改変)[1-9]。本邦でのFDの有病率を考える場合には対象者が病院受診者か検診者かで異なることが考えられ，両者を分けて評価する必要がある。

1. 病院受診者を対象とした場合の有病率

　病院受診者を対象とするFDの有病率に関する報告は，古いものでは1992年に，新しいものでは2000年に報告されたものが認められるが，FDの有病率は上腹部症状を訴えて病院受診した患者の約半数と報告されている。

　当院における総合外来での初診患者の診断解析結果では，2012～2013年に5943例が受診し，消化器症状を訴えた患者は1107例（18.6%）であった。

I FDの定義・疫学

表1 日本におけるFDの有病率

報告者	報告年(年)	研究デザイン	FDの定義	対象	対象症例数(例)	有病率(%)
Kiyota K et al	1992	横断研究	NUD（AGAカテゴリー分類）	病院受診のFD患者	106	53
Schlemper RJ et al	1993	横断研究	NUD（AGAカテゴリー分類）	職場健診者	731	13
Hirakawa K et al	1999	横断研究	NUD（AGAカテゴリー分類）	健診受診者	1139	17
河村ら	2000	横断研究	ローマ基準（1991年）	器質的疾患のない健診受診者	907	11
Kawamura A et al	2001	横断研究	Rome II	健診受診者	2263	8.9
Kaji M et al	2010	横断研究	Rome III	職場健診者	2680	10
Okumura T et al	2010	横断研究	Rome III	病院受診のFD患者	381	44.6
Ohara S et al	2011	横断研究	Rome III	病院受診のFD患者	1076	30-40
Matsuzaki J et al	2012	横断研究	Rome III	器質的疾患のない健診受診者	8039	7

（機能性消化管疾患診療ガイドライン 2014 より 一部改変）

その中で上腹部症状を主訴とし、FGIDが疑われた患者は483例（43.6%）であった。483例のうち、最終診断としてFDであったのは168例〔34.8%、PDS（postprandial distress syndrome）：93例、EPS（epigastric pain syndrome）：75例〕であり、以下急性腸炎126例、急性胃炎67例、IBS（irritable bowel syndrome：過敏性腸症候群）44例、GERD（gastroesophageal reflux disease：胃食道逆流症）23例、消化性潰瘍11例、悪性腫瘍9例、その他35例であった（図1）。これらの割合はこれまでの報告例とほぼ同等であった[7,10]。

Okumuraらの報告では、腹部症状が主訴で受診した患者（818例）の中では、器質的消化器疾患が約30%で、非消化器疾患が16%であり、最も多かったのは検査をしても症状を説明するに足る器質的異常を認めないFGIDで約40%であった[7]。Hongoらは、ディスペプシア症状のある患者に器質的疾患の有無を確認し、器質的疾患は9%にしか認めず、器質的疾患のない上腹部症状を訴えた患者のうち28%は1週間以内に症状が消失したと報告し

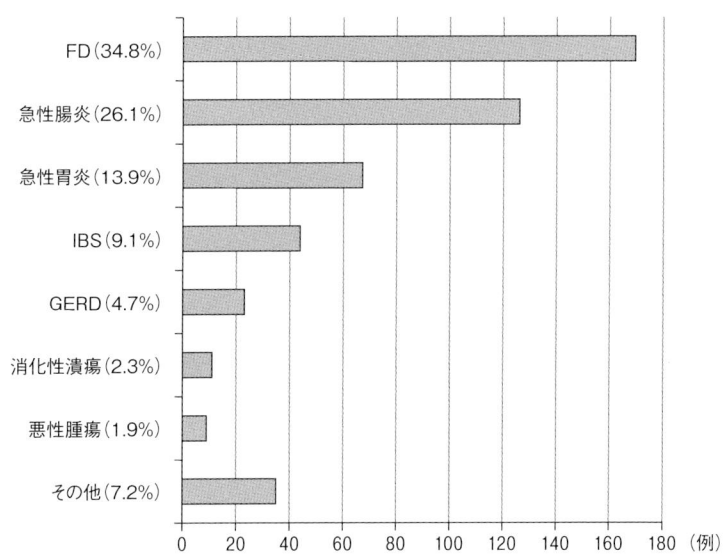

図1 上腹部症状を訴えた483例の診断結果

2012～2013年の佐賀大学附属病院総合外来における初診患者のうち、FDが34.8%と最も多かった。

ている[11]。すなわち，ディスペプシア症状患者のうち約60%はFD患者の可能性があるということになる。

2. 検診者を対象とした場合のFDの有病率

検診者を対象とした場合のFDの有病率に関する報告は，古いものでは1993年に発表されたものから最近では2010年に発表されたものまでみられるが，その有病率は10%程度とほぼ一致している。胃癌検診受診者1139人を対象としたHirakawaらの報告では，過去3カ月間に，少なくとも週1回以上のディスペプシア症状を訴えたものは17%であり，その症状の中では，吐き気，腹部膨満感，早期飽満感などの運動不全型が多いことを指摘している[3]。

FDの増加に関して

経年的な増加率に関しては，1980年から2000年までの欧米における論文のレビューでは，FDの有病率が増加しているという傾向は認めていない[12]。本邦での報告では，1990年に上腹部症状を訴え病院を受診した患者の53%にFDを認めたとしており，1997～1998年の報告では検診者の11%，17%であり，2004～2009年の同一施設における検討では上腹部症状を訴え受診した患者の45%であったと報告しており，有病率の明らかな増加は認めていない[1,4,5,7]。

1. 胃内環境

日本と欧米とでは*Helicobacter pylori*（*H. pylori*）感染率をはじめ胃内環境が異なっている点も注意が必要である。*H. pylori*感染率の低下に伴い，本邦の外来および入院患者における消化性潰瘍および胃癌の割合は17年前と比較して減少傾向にあることが報告されている[13]。近年は*H. pylori*感染率が低下しており，また上部消化管疾患に占める器質的疾患の割合が低下しており，*H. pylori*非感染性の上部消化管疾患が今後増加する可能性がある。

2. オーバーラップ

FDは他のFGIDとオーバーラップすることの多い疾患である。特にFDとIBSやGERDは合併しやすく，各病態が異時的に移行する可能性や同時期に重複する可能性も考えられている。これらの鑑別には厳密には内視鏡検査のみならず24時間pHモニター法やインピーダンス法なども併用すべきであるが，一般臨床において全例に検査を行うことは困難であり，FGIDはある程度これらの疾患がオーバーラップしていることを念頭に置く必要がある（図2）。

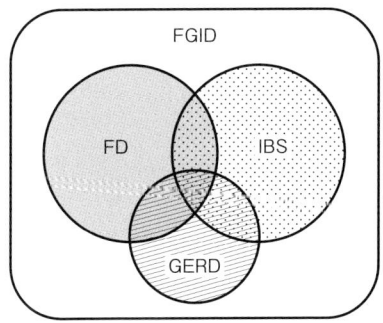

図2 FGIDにおけるオーバーラップ
FGIDにおいて，FD，IBS，GERDの病態はそれぞれ合併しやすい。

　Nakajimaらの報告によると総合外来を受診した患者（1378例）の6.8%がFGID患者であり，その中で最も多かったFGIDはIBS（35.1%）で，次いでFD（30.9%），機能性便秘（22.3%）であった。IBSの36.4%，FDの41.4%が互いにオーバーラップしていた。またPPI（proton pump inhibitor：プロトンポンプ阻害薬）に対する反応によりGERDを診断すると，IBS中51.5%，FD中27.6%がGERDとオーバーラップしていた[10]。またKajiらの報告では，FD，IBS，GERDと診断された患者のうち，FDの47.6%，IBSの34.4%，GERDの46.9%が他疾患とオーバーラップしていた[6]。本邦においてIBSの有病率は約13%前後と横ばいである[14]が，GERDの有病率は6～37%であり，1990年代から増加傾向にある[15]。オーバーラップしている疾患も考慮すると，胃酸と関連したFGIDは増加傾向と考えることができる。

3. 心理社会的要因

　FGIDは消化管の運動機能や知覚機能の問題のみならず，心理ストレス要因による心理社会的要素も発現に関わるとされている。Hongoらの報告では，器質的病変を伴わないと推測されたFD疑診症例にFDの病態についての説明とインフォームドコンセントを行った後に内視鏡的に異常所見がないことを説明された患者の1/3が，翌週には薬物療法なしに症状消失に至っている[11]。心理社会的ストレスの増加が，今後FGIDの発症に寄与する可能性は十分に考えられる。

おわりに

以上のように本邦でFDが増加しているかどうかは，現時点では一概に評価は困難であるが，FDが発症する要因は増加しているといえる．これまでの報告例は単施設での検討が多く，今後，多施設共同研究による疫学調査が望まれる．

参考文献

1) 清田啓介：Non-Ulcer Dyspepsia (NUD) に対する臨床的疫学的研究．日消誌 89: 1973-1981, 1992
2) Schlemper RJ et al: Peptic ulcer, non-ulcer dyspepsia and irritable bowel syndrome in The Netherlands and Japan. Scand J Gastroenterol Suppl. 200: 33-41, 1993
3) Hirakawa K et al: Prevalence of non-ulcer dyspepsia in the Japanese population. J Gastroenterol Hepatol 14: 1083-1087, 1999
4) 河村 朗ほか：NUDの頻度およびHelicobacter pylori感染との関係について．Therapeutic Research 21: 1341-1343, 2000
5) Kawamura A et al: Prevalence of functional dyspepsia and its relationship with Helicobacter pylori infection in a Japanese population. J Gastroenterol Hepatol 16: 384-388, 2001
6) Kaji M et al: Prevalence of overlaps between GERD, FD and IBS and impact on health-related quality of life. J Gastroenterol Hepatol 25: 1151-1156, 2010
7) Okumura T et al: Prevalence of functional dyspepsia in an outpatient clinic with primary care physicians in Japan. J Gastroenterol 45: 187-194, 2010
8) Ohara S et al: Survey on the prevalence of GERD and FD based on the Montreal definition and the Rome III criteria among patients presenting with epigastric symptoms in Japan. J Gastroenterol 46: 603-611, 2011
9) Matsuzaki J et al: Classification of functional dyspepsia based on concomitant bowel symptoms. Neurogastroenterol Motil 24: 325-e164, 2012
10) Nakajima S et al: Spectra of functional gastrointestinal disorders diagnosed by Rome III integrative questionnaire in a Japanese outpatient office and the impact of overlapping. J Gastroenterol Hepatol 25 Suppl 1: S138-143, 2010
11) Hongo M et al: Large-scale randomized clinical study on functional dyspepsia treatment with mosapride or teprenone: Japan Mosapride Mega-Study (JMMS). J Gastroenterol Hepatol 27: 62-68, 2012
12) Gschossmann JM et al: Epidemiological trends of functional gastrointestinal disorders. Dig Dis 19: 189-194, 2001
13) Nakajima S et al: Changes in the prevalence of Helicobacter pylori infection and gastrointestinal diseases in the past 17 years. J Gastroenterol Hepatol 25 Suppl 1: S99-S110, 2010
14) Miwa H: Prevalence of irritable bowel syndrome in Japan: Internet survey using Rome III criteria. Patient Prefer Adherence 2: 143-147, 2008
15) Fujiwara Y, Arakawa T: Epidemiology and clinical characteristics of GERD in the Japanese population. J Gastroenterol 44: 518-534, 2009

I FDの定義・疫学

3 FDの発症・増悪に季節性はあるか？

春間　賢　　鎌田 智有　　塩谷 昭子

はじめに

　機能性ディスペプシア（FD）の主な成因を図1に示す。消化管運動機能や胃酸分泌などの消化管の機能異常が関与していることがこれまでの多くの研究で明らかにされており，また，感染性胃腸炎に罹患すると，FDや過敏性腸症候群の発症率が高まることも指摘されている。消化管の機能は自律神経によりコントロールされており，ストレスにより，消化管運動機能の低下や胃酸分泌の亢進が起こり，胃痛や胃もたれなどの上部消化管の症状，すなわち，ディスペプシアを引き起こす。

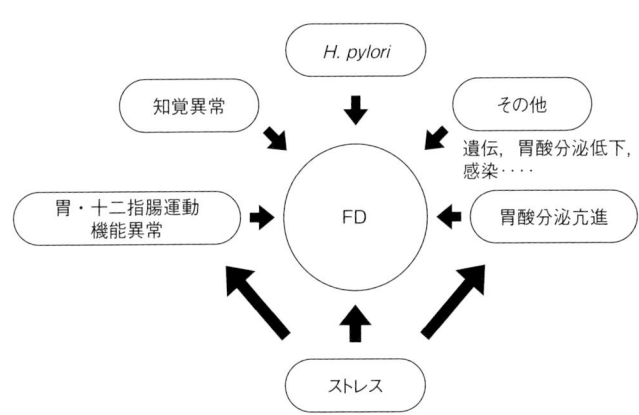

図1　FDの成因
ストレスが直接的に，消化管運動機能や胃酸分泌を通じて，上部消化管症状の異常を来す。

古くから五月病と呼ばれているように，4月からスタートした新入生，新人社員の輝いていた新生活は，1カ月後の5月ごろにもろくも崩れ去り，また，日本では4月からクラス替え，仕事の配置換え，転勤，定年など生活環境が大きく変わり，適合できないとストレスとなる．5月，6月に，胃痛，胃もたれ，食欲不振，腹痛，下痢などの症状を訴えて受診する患者は増えるようである．一方，FDの成因となる感染性胃腸炎にも季節性が存在するので，FDにも季節性が存在する可能性がある．

本項では，FDの発症や増悪に，季節性が関与しているか否かを概説する．

A 疾患と季節性

冬季に多い代表的な疾患はうつ病で，"winter depression"として知られている[1]．うつ病の原因と考えられている脳内セロトニン量は，冬季に低下することも指摘されている[2]．また，自殺死亡率は気温や快晴日数，降水日数などの気象条件と関連があることが知られている．日本の報告では，男性は最高気温・快晴日数とは負，降水日数とは正の相関があり，女性は最低気温とは負，降雪日数とは正の相関がある[3]．内閣府自殺対策推進室の報告によると，平成22～24年は3月と10月か11月にピークが，平成25年は5月にピークがあり，以後減少する[4]．フィンランドでの研究では，地域により，女性は春が始まると自殺率が増加し，男性は冬が始まると自殺率が低下する[5]．このように，自殺率は季節や気象条件が関与している．

消化器疾患については，消化性潰瘍について多くの検討が行われており，春あるいは秋から冬にかけて発生頻度が高いとされている．Manfrediniらのイタリアでの検討では，消化性潰瘍による入院は8月から10月，次に1月，2月に多い[6]．一方，ノルウェーでの検討では，穿孔性消化性潰瘍の入院は夏に多い[7]．日本での勝見らの検討では，胃潰瘍は春に，十二指腸潰瘍は秋から初冬にかけて好発し[8]，出血性胃潰瘍は5月が最多で，9月が最も少なく，出血性十二指腸潰瘍は2月，3月に多く，1月，8月に少ないと報告されている．炎症性腸疾患（IBD）については，韓国のJungらの報告によると，潰瘍性大腸炎では冬に生まれた者に発症率が高く，発生率はクローン病で春に有意に高い[9]．また，夏に寛解し（特に潰瘍性大腸炎），冬に寛解率が低いとする報告もある[10]．これらの報告以外にも，膵炎は夏・春，大腸癌は夏，

大腸憩室炎は夏に多いと報告されている[11]。

機能性消化管疾患と季節性

ストレスや食生活は消化管運動や胃酸分泌などの消化管機能に影響する。したがって，ストレスのかかる季節や食欲の亢進する季節には，胃食道逆流症（GERD）やFD，あるいは過敏性腸症候群（IBS）の発生率が高い可能性がある。機能性消化管疾患の1つであるGERDについての検討では，10月から12月に多く，1月から2月に最も発生率は低いと報告されている[12]。機能性腹痛について小児において検討した報告では，夏に比べて冬にその頻度は高い[13]。同様に小児例についての検討で，消化器科への受診率は冬に高いことが指摘されている[14]。学校生活のストレス，感染性疾患の罹患頻度が高いこと，教室外での活動が冬には低下することが成因として推測されている。成人のIBSでの検討でも，季節性があることが指摘されているが[15]，FDについて季節性があるか否かについての報告はない。

図2に，当科に上部消化器症状で受診した患者数を月別でみたものを示

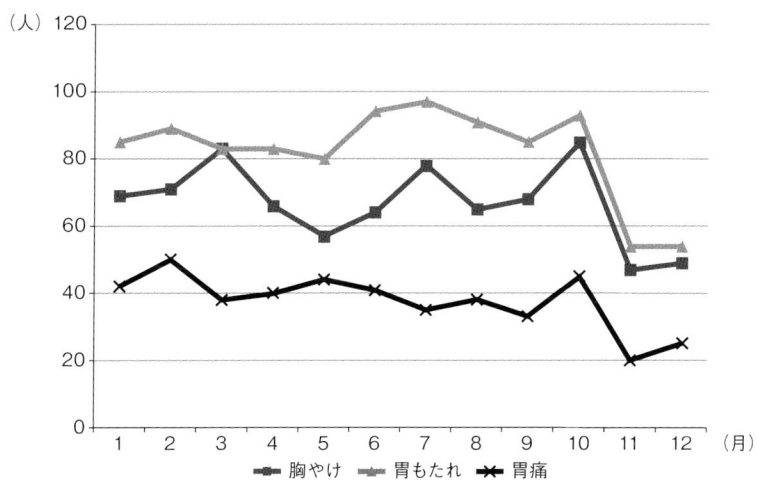

図2 胃痛，胃もたれ，胸やけを訴えて受診した患者の月ごとの受診数
平成22年1月1日〜平成25年12月31日に当科を受診した6875人の初診患者の解析。胃痛，胃もたれ，胸やけを主訴として受診した患者数は，いずれも11月と12月に少ない。

す．胸やけと胃症状（胃痛，胃もたれ）に分けてみたが，11月，12月に，いずれの症状も主訴とする受診患者数は少ない．年末にかけて減少する原因は明らかでないが，以前は五月病と言われていたような，4月以降の受診患者の増加はないようである．

　過去においては実体験により物事の適否が判断されていたが，現在では実際に経験しなくとも想像するだけで，これからの生活を考えることによりストレスを感じる．大学を卒業し4月から東京で新社会人としてスタートする若者が，地元の空港を出発する直前に胃痛と吐き気を訴えて，母親に付き添われて受診した．諸検査で器質的疾患は認められず，詳細を聞くと，これからの都会での生活や会社での仕事や付き合いを考えると，自覚症状が出たとのことである．個人の感性や社会環境の変化は多様化しており，その結果，ストレスに対する感受性も多様化している可能性がある．

まとめ

　消化器疾患には季節性があることが指摘されているが，個人の感受性や社会環境の変化は多様化しているので，ストレスに起因する機能性消化管疾患の発生頻度は，むしろ季節性はなくなっている可能性がある．

参考文献

1) Levitan RD: The chronobiology and neurobiology of winter seasonal affective disorder. Dialogues Clin Neurosci 9: 315-324, 2007
2) Lambert GW et al: Effect of sunlight and season on serotonin turnover in the brain. Lancet 360: 1840-1842, 2002
3) 高玉真光，渡辺　孝：自殺死亡率と県勢との関係．The KITAKANTO Medical Journal 49: 247-254, 1999
4) 内閣府：自殺統計に基づく自殺者　最近の状況，平成26年度資料
5) Hiltunen L et al: Local daily temperatures, thermal seasons, and suicide rates in Finland from 1974 to 2010. Environ Health Prev Med 19: 286-294, 2014
6) Manfredini R et al: Seasonal pattern of peptic ulcer hospitalizations: analysis of the hospital discharge data of the Emilia-Romagna region of Italy. BMC Gastroenterol 10: 37, 2010
7) 勝見康平ほか：消化性潰瘍の季節性に関する検討 Seasonal Fluctuations of Endoscopically Diagnosed Gastric and Duodenal Ulcer. Gastroenterol Endosc 35: 457-462, 1993
8) 勝見康平ほか：上部消化管出血の季節性に関する検討 Seasonal fluctuations in upper gastrointesinal bleeding from peptic ulcer. 綜合臨床 45: 2240-2243, 1996

9) Jung YS et al: Seasonal variation in months of birth and symptom flares in Korean patients with inflammatory bowel disease. Gut Liver 7: 661-667, 2013
10) Lee GJ et al: Seasonality and pediatric inflammatory bowel disease: A Multicenter Experience. J Pediatr Gastroenterol Nutr 59: 25-28, 2014
11) Fares A: Global patterns of seasonal variation in gastrointestinal diseases. J Postgrad Med 59: 203-207, 2013
12) Chen KY et al: Seasonal variation in the incidence of gastroesophageal reflux disease. Am J Med Sci 338: 453-458, 2009
13) Saps M et al: Seasonal variation in the presentation of abdominal pain. J Pediatr Gastroenterol Nutr 46: 279-284, 2008
14) Chogle A, Saps M: Environmental factors of abdominal pain. Pediatr Ann 38: 398-401, 404, 2009
15) Talley N et al: Psychological distress and seasonal symptom changes in irritable bowel syndrome. Am J Gastroenterol 90: 2115-2119, 1995

II FDの診断

1 日本人に適したFDの診断法は?

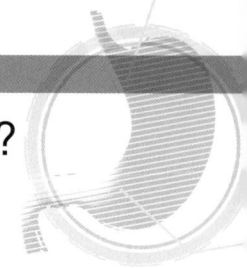

中田 浩二

日常診療におけるFDとその診断

　機能性ディスペプシア（functional dyspepsia: FD）とは，症状を説明しうる器質的疾患がないにもかかわらず慢性，反復性に上腹部症状が出現し様々な局面で患者の生活に支障を来しQOLを低下させる疾患をいう。FDの診断基準はRome基準（1988年）→RomeⅡ基準（1998年）→RomeⅢ基準（2006年）とFDの疫学や病態が明らかになるにつれて変遷し，現在RomeⅣ基準の策定が進んでいる。

　このようにFDの診断基準自体が確固としたものではなく不安定である実状は，FDの病態が多様かつ複合的であり，FDと非FDの識別がしばしば容易でないことを物語っている。ここで留意すべきは，「Rome基準」はFDの病態解明や治療効果を評価する臨床研究を行う際には非FD患者の混入を可及的に避けるために厳格に適用されるべきであるが，日常診療の実態には必ずしも即していないという点である。2014年4月に日本消化器病学会から出版された『機能性消化管疾患診療ガイドライン2014－機能性ディスペプシア（FD）』においても，日常診療におけるFDの診断根拠にRomeⅢ基準を用いることは必ずしも推奨していない[1]。

　RomeⅢではFDの症状に関して，①症状の種類〔心窩部灼熱感・心窩部痛（EPS）／胃もたれ・早期飽満感（PDS）〕，②食事との関連性（無／有），③症状の強さ，④症状の頻度（週1回／週2回以上），⑤病悩期間（6カ月以上前に始まり基準を満たす症状が3カ月以上持続），の5つの要素により構成されている（表1）。FDの症状に関してはRomeⅢの症状に限定する必要はないと思われるが，少なくともRomeⅢの4つの症状については確認する

1. 日本人に適したFDの診断法は？

表1 FDの病型分類と症状（RomeⅢ）

病型分類	食事との関係	自覚症状の種類	強さ	頻度	経過
食後愁訴症候群（PDS）	あり	もたれ感	食事の普通量が	辛いと感じる	週に数回以上	6カ月以上前から出現し，最近3カ月間は左の基準を満たしていること
		早期飽満感		食べきれない		
心窩部痛症候群（EPS）	ありorなし	心窩部痛	中等度以上	週に1回以上	
		心窩部灼熱感			

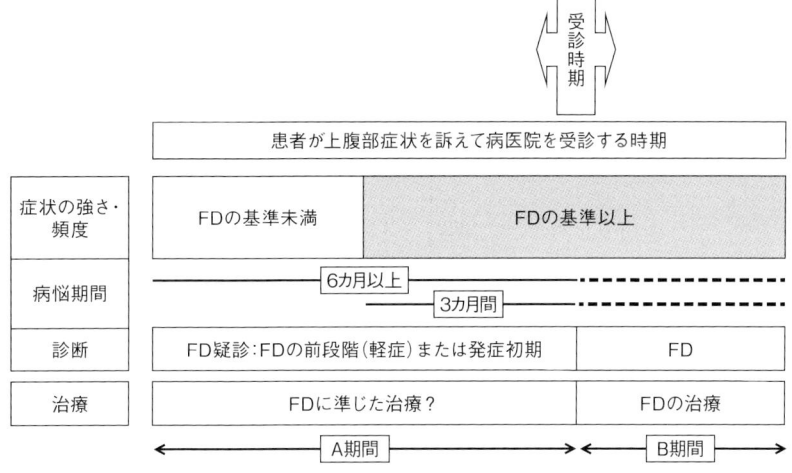

図1 来院時の自覚症状の強さ，頻度，病悩期間によるFDの診断

B期間に来院すればFD（RomeⅢ）と診断される患者であっても，A期間に来院するとRomeⅢの基準は満たさない。軽症（症状の強さ，頻度）または発症初期（病悩期間）のFDをうまく拾い上げ適切な治療を行うことが重要である。

ことが望ましい。一方，病悩期間に関しては，本邦のディスペプシア患者の多くがRomeⅢの病悩期間（3～6カ月）を満たす前に医療機関を受診していることを示す複数の報告があり[2,3]，このことは，医療機関を受診するディスペプシア患者の中にRomeⅢ基準にまで達していない発症初期や軽症のFD患者（図1）が相当数存在することを表している。日常臨床ではそれらの患者群に対しても適切な診断と治療を行う必要があり，RomeⅢ基準を本邦におけるFD診療にそのまま持ち込むことは必ずしも適切ではないと思われる。

FD診療ガイドラインでは，アラーム徴候を有さない場合に「FD疑診」患者として治療先行することを容認している．そこで，日常臨床においてどのような症状を有する患者をFDまたはFD疑診として扱うかが重要なポイントとなる．FDの診断や治療をより客観的かつ科学的に行うためのサポート・ツールとして"FDの質問票"の活用が期待されている．

日常診療における"FDの質問票"の意義と求められる要件

日常診療において質問票の使用はまだ一般的ではないが，質問票を用いることでFDの症状を質的・量的により客観的かつ科学的に捉えることができる．またFD患者ではGERD（gastroesophageal reflux disease）やIBS（irritable bowel syndrome）などの他の消化器症状を伴うことも少なくないが，質問票により日常診療では見逃しやすいそれらの症状も同時に拾い上げることが可能である．

日常臨床で使用する質問票に求められる要件としては，①FDの診断基準とされる定型症状を含む，②GERDやIBSとの鑑別や併存をチェックできる，③症状による負担感だけでなく日常生活への影響や患者が実感する治療効果を評価できる，④必要十分の項目数に絞り込み記入に伴う負担を軽減する，などが挙げられる．

「機能性ディスペプシア」の保険病名が収載され，FD診療ガイドラインが発刊されたことで，今後FDとして診療される患者が増加することが予想され，より効率的な診断と治療が求められる．そのためのサポート・ツールとして質問票の使用は有用であろう．上記の要件をすべて満たす理想的な"FDの質問票"は残念ながら現時点では見当たらず，その開発と普及は今後の課題であるが，FD診療に使用できる質問票は複数存在しており，それらの特徴について概説する．以下の質問票を目的や状況に応じて選択し日常診療に取り入れることで，より効率的なFDの診断と治療が行われることを期待する．

本邦において使用可能な"FDの質問票"の特徴 (表2)

1. Gastrointestinal Symptom Rating Scale（GSRS）[4]

GSRSは，過去1週間における15項目の消化器症状について，7段階のリッ

1. 日本人に適したFDの診断法は？

表2 本邦で使用可能な"FDの質問票"の特徴

質問票	項目数	回答肢(リッカートスケール)	FD定型症状(RomeⅢ)	GERD症状	IBS症状	生活への影響	治療効果
Gastrointestinal Symptom Rating Scale (GSRS)	15項目	負担度(7段階)	1／4項目	○	△	×	×
Global Overall Symptom score (GOS)	8項目	負担度(7段階)	3／4項目	○	×	×	×
改訂Fスケール(mFSSG)	14項目	頻度(5段階)	3／4項目	○	×	×	×
出雲スケール(Izumo QOL Scale)	15項目	負担度(6段階)	4／4項目	○	○	×	×
Naniwa Scale	5項目×3	頻度／程度(各5段階)＋部位	4／4項目	×	×	×	×
GERD-TEST	9項目(12項目)	負担度(7段階),影響(5段階)	4／4項目	○	×	○	○

35

カートスケール（「ぜんぜん困らなかった；1点」～「がまんできないくらい困った；7点」）を用いて評価するものである。上部から下部までの消化管全体の症状を拾い上げることが可能であり，15項目の消化器症状は5つの下位尺度（「酸逆流」，「腹痛」，「消化不良」，「下痢」，「便秘」）に分類される。国際的に汎用されており日本語版も開発されている[4]が，RomeⅢの4つのFD症状のうち，「心窩部灼熱感」，「胃もたれ」，「早期飽満感」が含まれていない。

2. Global Overall Symptom score (GOS)[5]

GOSは，過去1週間における8項目の上腹部症状について，GSRSと同一の7段階のリッカートスケールを用いて評価するものである。GERDの定型症状である「胸やけ」，「呑酸」，FDの定型症状である「心窩部痛」，「胃もたれ」，「早期飽満感」とそれ以外の症状（「吐き気」，「げっぷ」，「胃部膨満感」）からなる。RomeⅢの4つのFD症状のうち，「心窩部灼熱感」が含まれていない。

3. 改訂F-スケール
(Frequency Scale for the Symptoms of GERD: FSSG)[6]

本邦で開発されたGERD診療のための質問票である。GERD患者に多くみられる上腹部症状12項目（GERD症状7項目，ディスペプシア症状5項目）により構成される。近年，FD診療にも対応できるように新たに2項目（「食後の心窩部痛」，「空腹時の心窩部痛」）を加えた改訂F-スケール（14項目）が開発された。各症状の出現頻度を5段階の選択肢（「ない」～「いつも」）から選ぶ。症状の頻度に注目しており，強さや負担感についての情報は得られない。RomeⅢの4つのFD症状のうち，「心窩部灼熱感」が含まれていない。

4. 出雲スケール (Izumo QOL Scale)[7]

本邦で開発された機能性消化管疾患（FGID）診療のための質問票である。FGIDでは複数のカテゴリーの症状が重複し，また治療中に変動しやすいため，それらを全体的に評価するために策定された。FGIDを有する日本人患者に多くみられる腹部症状15項目について，患者の負担感を6段階のリッカートスケール（「全く困らなかった；1点」～「がまんできないくらい困った；6点」）で評価する。GSRSと同様に消化管全体の症状を拾い上げるこ

とが可能であり，15項目の消化器症状は5つの下位尺度（「胸やけ」，「心窩部痛」，「胃もたれ」，「便秘」，「下痢」）に分類される．Rome Ⅲの4つのFD症状のすべてが含まれている．

5. Naniwa Scale[8]

本邦で開発されたFD診療に特化した質問票である．Rome Ⅲの4つのFD症状とその他（自由記載）の症状について，症状の頻度（「なし；0点」〜「いつも；4点」）と程度（「なし；0点」〜「強度；4点」）をそれぞれ5段階で評価する．さらに，各症状を強く感じる部位を図から選択することで診断精度を高めている．

6. GastroEsophageal Reflux and Dyspepsia Therapeutic Efficacy and Symptom Test（GERD-TEST）[9]

本邦で開発されたGERD/FD（主にGERD）診療のための質問票である．過去1週間におけるGERD/FDの定型症状5項目による負担感（GSRSと同一の7段階のリッカートスケール）とこれらの症状による日常生活（食事，睡眠，仕事，気分）への影響（4項目；5段階のリッカートスケール）について評価する治療開始前用のGERD-TEST-9と，これに患者の視点から治療効果を評価する3項目を加えた治療開始後用のGERD-TEST-12がある．GERDの定型症状である「胸やけ」，「呑酸」とRome Ⅲの4つのFD症状を含んでおり，症状による負担感だけではなく，症状が患者の日常生活に及ぼす影響や患者が実感する治療効果を評価する項目が含まれているのが特徴である．

参考文献

1) CQ1-4. 日本の日常診療においてRome Ⅲ基準の使用は妥当か？（期間や下位分類）．機能性消化管疾患診療ガイドライン2014－機能性ディスペプシア（FD），日本消化器病学会編，南江堂，東京，2014, pp8-10
2) Hongo M et al: Large-scale randomized clinical study on functional dyspepsia treatment with mosapride or teprenone: Japan Mosapride Mega-Study (JMMS). J Gastroenterol Hepatol 27: 62-68, 2012
3) Kinoshita Y, Chiba T; FUTURE Study Group: Characteristics of Japanese patients with chronic gastritis and comparison with functional dyspepsia defined by ROME Ⅲ criteria: based on the large-scale survey, FUTURE study. Intern Med 50: 2269-2276, 2011

4) 本郷道夫ほか：消化器領域における QOL　日本語版 GSRS による QOL 評価．診断と治療 87: 731-736, 1999
5) Sakurai K et al: Efficacy of omeprazole, famotidine, mosapride and teprenone in patients with upper gastrointestinal symptoms: an omeprazole-controlled randomized study (J-FOCUS). BMC Gastroenterol 12: 42, 2012
6) 草野元康ほか：機能性ディスペプシアと非びらん性胃食道逆流症の鑑別を目的とした改訂 F スケール（modified Frequency Scale for the Symptoms of GERD）の開発と評価．消化器の臨床 15: 465-473, 2012
7) 古田賢司ほか：消化器症状を有する患者の QOL 評価のための問診票「出雲スケール」の作成とその検証．日消誌 106: 1478-1487, 2009
8) 富永和作ほか：プライマリーケアで診る上腹部症状患者の診断・症状に対する実態調査－新規質問紙を用いて－．消化器内科 55: 12-18, 2012
9) Nakada K et al: Symptoms of functional dyspepsia rather than those of gastroesophageal reflux disease decrease the health-related quality of life of patients. Gastroenterology 144: S-683-S-684, 2013

II FDの診断

2 内視鏡所見から，FD治療につながる病態を評価・推察できるか？

永原 章仁　　北條 麻理子　　渡辺 純夫

はじめに

　機能性ディスペプシア（FD）は機能性疾患であり，その病態は多因子であることが知られている。一方，内視鏡はこれまで主に形態学の範疇で発展してきた。FD診療における内視鏡の役割は器質的疾患の除外であり，この点では内視鏡が主役となり十分活用されているとはいえない。本項では，内視鏡とFD治療につながる病態評価の接点を探る。

FDと内視鏡所見

　Rome III診断基準では，「器質的疾患（上部内視鏡検査を含む）がないこと」と定義されている。無論，逆流性食道炎，消化性潰瘍は明らかな器質的疾患であり，これらの疾患を有する例での上腹部症状は，器質的疾患由来であると考えられる。FDにおける内視鏡検査の役割は，器質的疾患の除外である。

　では，萎縮性胃炎，胃びらんはどうであろうか。萎縮性胃炎そのものが症状をもたらすかということについては，systematic reviewによるとその関連性は弱い[1]。一方，胃びらんをFDとして取り扱うか，器質的疾患として除外するかは研究により異なっており，Suganoによると，NUD（non-ulcer dyspepsia）に対する*Helicobacter pylori*（*H. pylori*）除菌治療論文を見ると，びらんを除外したものは5論文，個数により含むものは5論文であり，PPI（proton pump inhibitor）治療論文では除外が1論文，個数により含むものが5論文であり"gray-zone"の所見であるとしている[2]。

*H. pylori*感染

　FDガイドライン[3]では，除菌治療に反応する*H. pylori*感染例は，*H. pylori*関連ディスペプシアと定義された。これは，*H. pylori*感染が様々な病理学的変化をもたらすことから，除菌治療反応例はすなわち*H. pylori*が主病態であるからである。日常臨床でみられる萎縮性胃炎のほとんどは*H. pylori*感染胃炎であり，上腹部症状を訴える例で*H. pylori*感染の有無を知ることは，FD治療につながる病態の推測のみならず，胃癌予防の点からも臨床的意義は極めて大きい。

　Katoらは，内視鏡所見から*H. pylori*感染について評価する試みを行っている。297例に対して前向きに検討したところ，通常内視鏡診断でROC曲線は胃体部で0.811，胃前庭部で0.707（p=0.006）であり，びまん発赤，点状発赤，粘膜腫脹などが*H. pylori*感染に有用で，逆にRAC（regular arrangement of the collecting venules），胃底腺ポリープなどが*H. pylori*陰性所見の特徴であることを示している[4]。河合らは20～50代で年齢別に*H. pylori*感染の有無と内視鏡所見を調べ，すべての年齢でRAC，萎縮性胃炎が関連し，年齢の上昇とともに*H. pylori*陰性例では稜線上発赤，胃底腺ポリープで有意な関連を認め，*H. pylori*陽性例では発赤性・滲出性胃炎，うっ血性胃症，ひだ過形成性胃炎に有意な関連を認めたことから，年齢を考慮した診断の重要性を指摘している[5]。これらの結果は，炎症の存在が*H. pylori*感染を示唆していると内視鏡医が経験的に感じているものを客観的に示しているといえよう。さらに榊らは，炎症性変化（活動性胃炎の有無）と萎縮性変化の有無に着目し，正常胃粘膜は*H. pylori*未感染，活動性胃炎は現感染，萎縮性非活動性胃炎は除菌後陰性に鑑別可能であるとしている[6]。

　*H. pylori*感染と病態を調べた報告では，*H. pylori*感染は内臓知覚や運動異常に関連しないとする報告が多いが[7,8]，症状別に見たものでは，304例のFD患者で背景因子を調べたところ，痛み優位例は*H. pylori*感染率が高く，胃排出障害はなく，もたれ優位例は胃排出遅延が関与していた[9]。また，*H. pylori*陽性例を除菌したわが国からの報告では，症状改善とともに，胃排出が改善していた[10,11]。RomeⅢ基準で診断されたFDに除菌治療を行い，その効果を見た報告では，症状は除菌群で有意に改善したが，PDS（postprandial distress syndrome），EPS（epigastric pain syndrome）それぞれでの症状改善効果を見ると，PDS群では食後膨満感，早期飽満感，嘔気，げっぷともにプラセボを凌駕する効果は得られなかったが，EPS群では上腹部痛，上腹部灼熱感ともに有意に改善した[12]。このように，*H. pylori*感染を診断し除菌治療をすることは，治療につながる病態を内視鏡で診断できているといえるかも知れない。

胃運動と胃酸分泌

　胃運動とFDとの関連についてのreviewによると，胃排出遅延が3～6割に，胃適応性弛緩障害は4～5割にみられるという[13]。バロスタットを用いた研究では，FD例では近位胃の弛緩障害がみられ，早期飽満感と関連していると報告されている[14]。内視鏡を用いた病態診断の試みとして，Suzukiらは，内視鏡での連続送気下で胃内圧の経時的変化を測定し，コントロール例と比較した。それによると，FD例では有意に知覚閾値の内圧が低値であった[15]。

　健常者での酸の胃内への注入により胃もたれやおなかの張りといった上腹部症状が出現すること[16]，FD治療にPPIが有用であることがsystematic reviewでも示されており[17]，酸が病態に関与していることは明らかである。FDのサブタイプ別にPPIの効果を見たものでは，潰瘍型，逆流型には有用であるが，運動不全型には効果を認めなかった[18]。一方，RomeⅢで診断されたFD例へPPIを投与した報告では，心窩部灼熱感に最も効果があったものの，PDSとEPSに病型分類をすると効果に差はみられなかった[19]。すなわち，PDSとEPSの病型の違いに酸が病態として関わっていない可能性がある。また，FD・NUD例とコントロール例での比較では胃酸分泌能は差を認めておらず[20,21]，RomeⅢでのFD例における検討ではコントロール例と比較して酸の胃内注入による症状が強いことから[22]，胃酸分泌の多寡ではなく，知覚過敏がその病態と考えられる。一方，内視鏡的ガストリンテストの結果から，女性では低酸がもたれ症状に関与しているとの報告もある[23]。

　胃酸分泌能を内視鏡的に知り得れば，診断治療の一助になる。内視鏡的ガストリンテストを用いて，胃酸分泌と内視鏡所見の関連性について調べた報告では，*H. pylori*陰性例では胃前庭部びらんが高酸状態を示唆する所

見であり，高度萎縮が低酸状態を示唆する所見であり[24]，内視鏡所見からの病態の推察が試みられている。

胃の形態

　胃下垂は胃もたれなどの症状につながると，我々医師は漠然と考えていた。内視鏡では，胃下垂などの形態的特徴も観察することができる。では，胃下垂は本当に症状をもたらすのだろうか。Kusanoらは，バリウム造影で診断された胃下垂例667例と，同数のコントロールとでRome II基準に準じて症状を比較したところ，胃下垂例では有意に症状が少ないことが明らかとなった。胃内容物の急速な十二指腸への流入が症状を惹起することが報告されているが，胃下垂では内容物が胃にとどまることが，症状が少ない機序の1つとして考察されている[25]。胃の形態がFDの病態に影響を及ぼしている可能性があるといえる。

病型と病態

　PDS，EPSといった症状が病態を反映するのであれば，症状をメルクマールにして病態に根ざした最適な治療法を選択することができる。Ochiらは，Rome III基準で診断された日本人のFD例をPDSとEPSに分け，様々のモダリティを用いて病態生理について比較検討した。その結果，貯留能，胃排出能，自律神経機能，胃病理組織，*H. pylori* 感染についてはPDSとEPSとで差を認めなかった。さらに，内視鏡所見として，胃粘膜所見，flap valveを比較したが，2群間で全く差を認めなかった[26]。このことは，PDS，EPSといった症状の発現様態は病態を反映していないことを物語っている。すなわち，PDS＝運動機能異常，EPS＝胃酸過多というように病型と病態が1対1対応になっておらず，病型から病態を推定することはできない。したがって，症状から病態を診断し，病態に応じた治療を行うことは，実は困難なのである。

おわりに

　現在の日常臨床では，FD診療における内視鏡の主要な役割は器質的疾患の除外とともに*H. pylori* 関連ディスペプシアの評価であり，その点では内

視鏡による H. pylori 感染の診断が病態診断，そして治療につながるといえる。FD は症状発現に様々な病態が交絡している。今後，内視鏡を用いた蠕動運動，胃適応性弛緩の評価，胃酸分泌能の測定が発展することにより症例ごとの病態の詳細が判明すれば，症状と病態の関連性が明らかになると同時に，病態に根ざした治療を選択することが可能となる。

参考文献

1) Danesh J et al: Systematic review of the epidemiological evidence on Helicobacter pylori infection and nonulcer or uninvestigated dyspepsia. Arch Intern Med 160: 1192-1198, 2000
2) Sugano K: Should we still subcategorize helicobacter pylori-associated dyspepsia as functional disease? J Neurogastroenterol Motil 17: 366-371, 2011
3) 日本消化器病学会編：機能性消化管疾患診療ガイドライン 2014 －機能性ディスペプシア (FD), 南江堂, 東京, 2014
4) Kato T et al; Study Group for Establishing Endoscopic Diagnosis of Chronic Gastritis: Diagnosis of Helicobacter pylori infection in gastric mucosa by endoscopic features: a multicenter prospective study. Dig Endosc 25: 508-518, 2013
5) 河合 隆ほか：ピロリ菌感染と内視鏡所見－年齢別検討を含めて．消化器内視鏡 25: 1946-1953, 2013
6) 榊 信廣ほか：ヘリコバクター・ピロリ感染胃炎とは？ Helicobacter Research 17: 198-206, 2013
7) Thumshirn M et al: Gastric accommodation in non-ulcer dyspepsia and the roles of Helicobacter pylori infection and vagal function. Gut 44: 55-64, 1999
8) Rhee PL et al: Lack of association of Helicobacter pylori infection with gastric hypersensitivity or delayed gastric emptying in functional dyspepsia. Am J Gastroenterol 94: 3165-3169, 1999
9) Perri F et al: Patterns of symptoms in functional dyspepsia: role of Helicobacter pylori infection and delayed gastric emptying. Am J Gastroenterol 93: 2082-2088, 1998
10) Miyaji H et al: The effect of helicobacter pylori eradication therapy on gastric antral myoelectrical activity and gastric emptying in patients with non-ulcer dyspepsia. Aliment Pharmacol Ther 13: 1473-1480, 1999
11) Murakami K et al: Influence of Helicobacter pylori infection and the effects of its eradication on gastric emptying in non-ulcerative dyspepsia. Eur J Gastroenterol Hepatol 7 Suppl 1: S93-97, 1995
12) Lan L et al: Symptom-based tendencies of Helicobacter pylori eradication in patients with functional dyspepsia. World J Gastroenterol 17: 3242-3247, 2011
13) Mizuta Y et al: Recent insights into digestive motility in functional dyspepsia. J Gastroenterol 41: 1025-1040, 2006
14) Tack J et al: Role of impaired gastric accommodation to a meal in functional dyspepsia. Gastroenterology 115: 1346-1352, 1998

15) Suzuki T et al: Examination of visceral perception and gastric tone by gastric stimulation using air inflation during endoscopy. J Int Med Res 33: 160-169, 2005
16) Miwa H et al: Generation of dyspeptic symptoms by direct acid infusion into the stomach of healthy Japanese subjects. Aliment Pharmacol Ther 26: 257-264, 2007
17) Moayyedi P et al: Pharmacological interventions for non-ulcer dyspepsia. Cochrane Database Syst Rev: CD001960, 2006
18) Talley NJ et al: Efficacy of omeprazole in functional dyspepsia: double-blind, randomized, placebo-controlled trials (the Bond and Opera studies). Aliment Pharmacol Ther 12: 1055-1065, 1998
19) Xiao YL et al: Prevalence and symptom pattern of pathologic esophageal acid reflux in patients with functional dyspepsia based on the Rome III criteria. Am J Gastroenterol 105: 2626-2631, 2010
20) Collen MJ, Loebenberg MJ: Basal gastric acid secretion in nonulcer dyspepsia with or without duodenitis. Dig Dis Sci 34: 246-250, 1989
21) Nyrén O: Secretory abnormalities in functional dyspepsia. Scand J Gastroenterol Suppl 182: 25-28, 1991
22) Oshima T et al: Generation of dyspeptic symptoms by direct acid and water infusion into the stomachs of functional dyspepsia patients and healthy subjects. Aliment Pharmacol Ther 35: 175-182, 2012
23) Iwai W et al: Gastric hypochlorhydria is associated with an exacerbation of dyspeptic symptoms in female patients. J Gastroenterol 48: 214-221, 2013
24) 八田和久ほか：胃酸分泌状態と内視鏡所見の関連性の検討. Gastroenterological Endoscopy 56(s1): 1293, 2014
25) Kusano M et al: Gastroptosis is associated with less dyspepsia, rather than a cause of dyspepsia, in Japanese persons. Intern Med 50: 667-671, 2011
26) Ochi M et al: Clinical classification of subgroups according to the Rome III criteria cannot be used to distinguish the associated respective pathophysiology in Japanese patients with functional dyspepsia. Intern Med 52: 1289-1293, 2013

II FDの診断

3 心身症と考えるべきか？ 診療での線引きは？

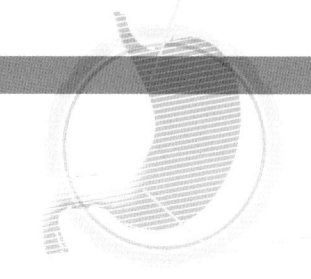

庄司 知隆　　福士 審

はじめに

　機能性ディスペプシア（functional dyspepsia: FD）は心身症か。この問いは，FDが身体疾患あるいは精神疾患のどちらとも明確でなく釈然としないという印象のためであろう。消化管機能障害がFDの症状発現に関与し，かつ，心理社会的ストレスがFDの症状重症度を高めるという状態が経験される。しかし，心理社会的ストレスとの直接の関連が目立たないFDも存在する。このような事実から，FDを心身症と考えるべきかどうか，また，診療での線引きはどのようにすべきであろうか，という疑問が呈示されることも理解できる。また，「心身症であるFD」と「心身症でないFD」の線引きをするその方法と基準をどうすべきか。さらに，FDが心身症の側面を有することは否定できないが，すべてのFD患者を心身症としてのみ扱ってしまってよいか。これらの疑問に答えるべく，本項ではFDの心身医学的側面および対応の仕方について概説する。

FDの心理的側面

　FDにはしばしば抑うつ，不安，身体化（somatization）が合併する。これらがFDの発症および症状を遷延させる重要な因子であることも知られている。さらに，抑うつ，不安などの精神心理状態は心理社会的ストレスとも密接に関連する。このように，FDの病態を形成する要因は，消化管機能，精神心理状態および心理社会的ストレスの3つが関与し，さらに相互に影響を及ぼすように働いている。逆に，精神疾患そのものが身体症状の発現と関連する。うつ病は意欲低下，倦怠感などを主症状とする疾患であるが，

しばしば身体症状を呈する。そのなかでも消化器症状の頻度は極めて高く，およそ15〜25%と報告されている[1]。

精神疾患に伴う消化器症状が消化管機能異常を介して発現するか否かは明らかではない。しかし，少なくとも消化器症状と精神症状は関連し合い，また，症状の程度に影響を与える。消化器症状と精神症状の合併は，すべてのFDにみられるのか，それとも一部のFDにのみ起こる現象であろうか。

心身症としてのFDの病態

1. 心身症の条件

心身症は，日本心身医学会では次のように定義されている。「心身症とは身体疾患の中で，その発症や経過に心理社会的因子が密接に関与し，器質的ないし機能的障害が認められる病態をいう。ただし神経症やうつ病など，他の精神障害に伴う身体症状は除外する。」[2]。すなわち，まず身体疾患であること，次にその身体疾患の病態に心理社会的な環境因子が関与していること，この2点が確認された場合に心身症と診断する。

心身症とは，単一の病名ではなく，病態を表す概念である。FDにおいて，胃排出障害，胃適応性弛緩障害，胃・十二指腸内臓知覚異常などの病態が症状の発来・成因に重要な役割を担っている。また，心理社会的ストレスを契機に発症する，あるいは発症後にストレスが症状を遷延・増悪させる。以上から，ほとんどのFD患者は心身症の条件を満たしている，といえる。

2. 国際的な診断基準

機能性消化管疾患（functional gastrointestinal disorders: FGID）の病態モデルでも同様のことが示されている。FGIDの診断の国際的診断基準であるRome Ⅲにおいて，FGIDの病態モデルを消化管機能と遺伝・環境を含んだ生育歴および心理社会的因子ならびにそのアウトカムの相互の関与が明確にされている[3]。アジア地域においても，2011年3月，FGIDの専門家によるコンセンサス会議で議論され，「FDにおいて心理的要因が関与する」とのstatementにおいて，これを支持する専門家が多数を占めた（エビデンスグレード：中等度，合意レベル：完全合意84.2%）。アジア地域の専門家内でも，FDに心理的要因が関連するとの意見が強い[4]。

しかし，Rome Ⅲおよびアジアコンセンサス会議のいずれにおいても，

FDの診断そのものには心身症の要因は含まれていない。診療ガイドラインにおいて，消化管運動機能改善薬およびプロトンポンプ阻害薬に反応がみられない場合に初めてFDに心身症としての問題が考慮されるフローになっている。心身症として臨床的に問題になるのは身体治療に反応しない一部のFD，ということができるが果たしてそうであろうか。

FDと心理的障害および心理社会的ストレス

　機能性消化管障害研究会（Japan FGID study Group）が行った一般住民における消化器症状に関する疫学調査では，消化器症状と意欲低下および受容体ストレスとの関連を指摘している。月に2回以上，逆流関連症状，胃・十二指腸機能異常関連症状あるいは便通異常関連症状のいずれかの消化器症状を呈するものは一般成人の25％と高率に認められた。さらに，「意欲低下を自覚することがない」とした対象者のうち月に2回以上いずれかの消化器症状を呈するものは12％であったのに対し，「常に意欲低下を自覚する」ものでは月に2回以上の消化器症状は43％に上った。同様に，「受容ストレスをほとんど感じない」ものでは月に2回以上の消化器症状は12％であったのに対し，「受容ストレスを常に感じる」ものでは39％と高率であった。これらの結果は，消化器症状と情動および心理社会的ストレスとが密接に関連していることを示唆している[5]。

　さらに，日本の大規模多施設調査において，FDの心理的障害が発症早期から出現することが示されている。FD症状で受診した患者はその時点で既に心理的障害が認められ，しかも，心理的障害の重症度はFD発症1カ月目と6カ月以降で差がみられない。すなわち，FDの発症早期から心理的障害が認められ，治療を要する状態にあるといえる[6]。

　興味深いことに，FGIDでは心理社会的ストレスがその発症と症状の増悪にしばしば先行する。その要因のうち，不安の併存頻度が高く，不安はFGIDの発症と密接な関係にあることが推察されている[7]。消化器症状の身体的苦痛から精神心理面および心理社会的ストレスに影響することは理解されるが，この報告は，反対に，精神症状からもFGIDが誘発されることを示している。精神疾患に伴う消化器症状は精神症状の一部と理解されてきたが，実際にはFGIDである可能性を示唆している。

FDの心身医学的臨床研究

　実際に，基礎および臨床研究により，FGIDの内臓知覚異常と心理的偏倚との関連が示されている．クラスター解析により，FDでは以下の4つのクラスターに分類される．すなわち，①悪心，嘔吐，早期飽満感および体重減少，②食後膨満感および膨満感，③疼痛症状，心理的要因および健康関連QOL，④吃逆．①と②は胃排出遅延と関連し，③と④は胃内臓知覚過敏と関連した．特に③において，心窩部痛と心窩部灼熱感は，胃内臓知覚過敏と心理社会的因子，不安とそれに関連する神経症傾向と強い関連があることが示されている[8]．さらに，症状の程度と心理的要因の関連も強いことも示されている．胃知覚過敏を有するFDでは，胃知覚の異常あるいは胃運動機能の異常よりも心理的要因および身体化傾向（somatization）との関連が深い[9]．一般住民を対象としたFDの調査において，不安障害はFDおよびFDのサブカテゴリーの食後愁訴症候群（postprandial distress syndrome: PDS）と関連が認められた．しかし，抑うつとはこの関連が認められなかった[10]．これらの結果では，疼痛および不安の関連が強いFDのクラスターがあり，その他のクラスターではこの関連はみられない．

　これらの研究から，FDのあるクラスター，すなわち疼痛と不安を有するFD患者が心身医療の対象として好適と判断される．しかし，最近の脳機能研究および前向き疫学調査により，FGIDと精神疾患はこれまで考えられてきた以上に広範囲にわたり密接な相互関係にあることが明らかになってきた．

FDの心身医学的病態

　心理社会的ストレスはFGIDにどのような影響を及ぼすのか．先行する不安などの心理状態あるいは心理社会的ストレスを有するFD患者では消化管症状とは関係なくより医療機関を受診する傾向が強いのか，あるいは心理社会的ストレスが消化管の生理学的機能に直接的に影響して症状の重症度を高めているのか．最近の疫学調査によると，心理社会的ストレスは直接的に消化管機能に影響を与えることが支持されている．一般人口において，FGIDでは健常者に比較して心理社会的ストレスと精神症状を有する率が高く，これは医療機関を受診しないFGID群においても同様である[11]．

すなわち，医療機関の受診の有無によらず，FGIDでは心理社会的ストレスと精神症状のいずれも高い状態にある。

これらの関連は，脳機能研究により，内臓知覚と情動に関連する脳領域と神経ネットワークによって説明されている。消化管知覚は消化管から中枢神経系への情報インプットにより発現し，中枢神経系は末梢である消化管に遠心性自律神経興奮をアウトプットする。これらの消化管知覚と消化管自律神経系の処理過程に関わる中枢神経脳領域は，情動を調節する脳領域と大きくオーバーラップする[12]。脳と腸は非常に密接なつながりを持っており，脳と腸は双方向に作用している。脳腸相関は，消化管の調整および消化を主目的とするが，さらに情動，動機および高次の認知機能，例えば意思決定などの領域をも含めた広範囲に及び，多彩な影響を与える。この脳腸相関の異常は，FGIDのみならず，肥満，炎症性腸疾患でもみられ，必然的に身体および情動面の広い範囲に影響を及ぼす[13]。

最近の大規模前向き疫学研究において，FGIDと精神疾患は双方向に影響していることが実証された。オーストラリアの一般住民の12年間の前向き研究において，FGID症状のない一般住民では，不安が高いほど新規にいずれかのFGIDを発症するリスクが高くなる。また反対に，いずれかのFGIDの存在は，その後の不安および抑うつの発症と関連する。FDに限ると，先行する抑うつがその後のFDの発症の予測因子となるが，反対にFDがその後の不安・抑うつの発症には関連しない[14]（**図1**）。

これらの神経学的および疫学的な研究から，FGIDと精神疾患は相互の重症度に強く影響し合い，さらに経時的に病像が変化することが明らかになった。これらの知見からみると，当初よりすべてのFDに対して潜在的な心身症として対応することに利点があると考える。FGIDが精神疾患の発症リスクとなるため，これを予防する診療が今後重要性を増してくるからである。これを達成するには，心身医学的診療が最も有効である。

心身医学的診療

まず初めに問題となるのは，精神疾患の合併の有無である。身体表現性障害は身体症状が前面に現れ，FGIDと区別することが難しい場合がある。身体愁訴は消化器以外に神経，筋，泌尿器系の訴えが複数認められ，かつ

II FDの診断

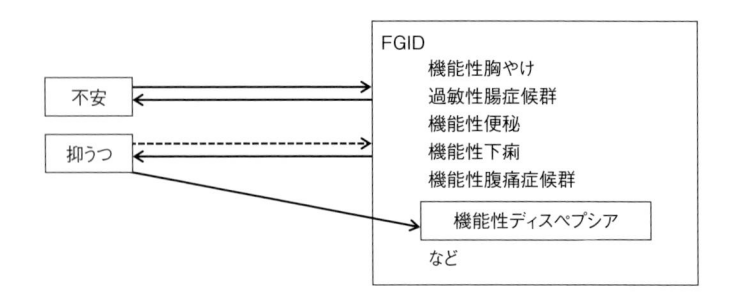

図1 FGIDでは脳と腸は双方向に影響する

一般住民の12年間の前向き調査．
脳→腸：FGID症状のない一般住民では，不安が高いほど新規にいずれかのFGIDを発症するリスクが高くなる．
腸→脳：いずれかのFGIDの存在は，その後の不安および抑うつの発症と関連する．
FDに限ると，抑うつがその後のFDの発症の予測因子．反対に，FDはその後の不安・抑うつの発症と関連しない．
FGID：機能性消化管疾患，FD：機能性ディスペプシア　　　　　（文献14より引用，作図）

表1 FGIDと鑑別すべき精神疾患

- 身体症状症
- うつ病
- 不安症/パニック症
- 摂食障害
- 妄想性障害
- 統合失調症
- 虚偽性障害
- 詐病

身体精査では症状を説明する所見を得られない特徴がある．身体精査と構造化面接によりシステマティックに診断することが可能である（**表1**）．

　心理社会的因子を診断する場合，心理状態の過去と現在について聴取することが重要である．過去にうつ，不安がなかったかどうか，明確な心理社会的ストレスの経験がないかどうかは，FGIDの病前の情報を与えてくれる．先行する抑うつはFDのリスクファクターである．また，心理社会的ストレスとFDの発症あるいは重症度との経時的関連についても聴取する必要

3. 心身症と考えるべきか？ 診療での線引きは？

表2 重要な心理的・社会的要因がFGIDに及ぼす影響を調べる簡便な評価法

評価分野	質問項目
抑うつ	過去2週間に以下に悩まされた頻度を答えてください。 a. 何をするにも興味や喜びをあまり感じなくなった。 b. 気持ちが落ち込む，沈む，あるいは絶望的になる。 　各質問の評点：全くない＝0，数日あった＝1，半分以上がそうだった＝2，ほとんど毎日そうだった＝3。合計点が3点以上で，うつ病の確率は83%である。さらに，睡眠，食欲，性欲，集中力について尋ねる。 または，不安抑うつ質問票（HADS: Hospital Anxiety and Depression Scale）の実施
不安	最近，不安や緊張を感じたことがありますか。
身体化	評価のシステムレビューには，頭痛，胸痛，動悸，四肢痛および関節痛，疲労，喉の圧迫感，嚥下困難，排尿困難，月経困難症，性交困難に関連する質問が含まれる。
症状の原因帰属	今ある症状の原因は何だと思いますか。 その症状はどのくらい気になりますか。 その症状が癌などの重篤な疾患ではないかと心配したことはありますか。
QOL	今ある症状はどのくらいあなたの日常生活の妨げになっていますか。

（文献15より改変）

がある。内科的精査により機能性障害が存在することを確認する[15]（**表2**）。

重要な心理的・社会的要因がFGIDに及ぼす影響を調べることは多岐にわたり，時間を要する作業である。構造化面接が望ましいが，臨床評価法を利用する方法もある[15]（**表3**）。多くは質問紙法で簡便で，回答も採点も簡便に行える。

FDの心身症としての線引き

消化管知覚と消化管自律神経系の処理過程に関わる中枢神経脳領域が情動を調節する脳領域と大きくオーバーラップし，かつ，経時的にも情動の異常と消化器症状が相互作用を示す事実は，脳腸相関として中枢と消化管の双方向の関連が病態の中心であることを意味する。これを基に，診療においてFD患者の状態を評価する場合，消化管の問題，精神疾患の問題および心理社会的問題をそれぞれ明らかにしておくことが望ましい。現在の患者の病態にどの問題がどのくらい関与しているか臨床的に重み付けを行うと病態を把握しやすくなり，治療方針も立てやすくなる（**図2**）。

表3 心理社会的領域で一般に用いられる尺度

評価項目	尺　度	内　容
現在の気分	不安抑うつ尺度（HAD） 抑うつ尺度（SDS） 不安尺度（STAI）	身体的疾患のある患者用 不安抑うつの重症度の評価 抑うつの重症度の評価 状態不安・特性不安の重症度の評価
健康関連認知	内臓感受性指標（VSI）	過敏性腸症候群の症状特異的な不安尺度 内臓感覚に対する恐怖，苦悩，不眠，回避項目
身体化	機能性腸疾患の認知尺度（CS-FBD）	疾患帰属の個人的見解を該当非該当で評価
QOL	SF-36健康調査票	身体的・精神的役割機能，健康観など8領域
性格傾向	パーソナリティ調査票（MMPI）	神経症および精神病尺度など10項目
精神障害	構造化面接（SCID）	DSM-Ⅳ第1軸と第2軸の診断を行う半構造化面接

HAD: Hospital Anxiety and Depression Scale, SDS: Self-rating Depression Scale, STAI: State Trait Anxiety Inventory, VSI: Visceral Sensitivity Index, CS-FBD: Cognitive Scale for Functional Bowel Disorder, SF-36: Medical Outcomes Short-Form Health Survey, MMPI: Minnesota Multiphasic Personality Inventory, SCID: Structured Clinical Interview for DSM Ⅲ-R

（文献15より改変）

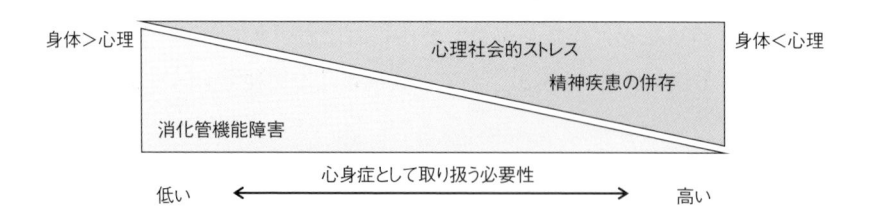

図2 身体状態と心理状態の重み付け

現在の状態が身体状態ならびに心理状態がどの程度関与しているか，臨床評定により重み付けを行う。重み付けに従って適切な治療方針を立てることが可能。治療経過により重み付けは変調することがあるので，臨床評定を適宜行う必要がある。

心理社会的側面に関するトレーニング

FGIDの専門家は，FGIDの診療にあたる臨床医が心療内科的スキルを身につける必要性を強く主張している．FDに対する薬物治療が十分でない現状から，消化器科医が日常臨床で心理社会的要因にアプローチする治療法を取り入れることが，治療方法を広げ患者のQOLの改善に役立つとする[16]．一方，問題点として，心療内科的治療が極めて有効であると理解されても，その施行には特殊な訓練や技術が必要であるため，最初から心療内科的治療を放棄する傾向にあることも指摘されている[17]．

確かに，心療内科的治療技術を一人前に身につけることは多くの時間と労力を要するが，FGIDに役立つ範囲の技術を身につけることは十分可能である[15]（表4）．心療内科の専門治療法を行わなくとも，患者と良好な信頼関係の構築（ラポール形成），この疾患について十分に説明（保証と認知）することで症状が消失することも少なくない．各臨床医が実行可能な心身医学的診療を心がけるだけでも，FD患者においては改善への重要な一歩となることを指摘したい．

表4 消化器病専門医およびプライマリーケア医に推奨されるFGIDの心理社会的側面に関するトレーニングカリキュラム

心理社会的側面に関するトレーニング
• 面接技術 　　意思の疎通と共感を確立する 　　教育と安心感を与える 　　患者が心理社会的情報を開示するように促す 　　患者が治療に参加するよう促す 　　患者の考えや気持ちを導き出す • 評価や治療における生物心理社会的原則の応用力 • 臨床面接時に不安，抑うつ，身体化をスクリーニングする能力 • 臨床現場で適切な向精神薬を使用する能力 • 多職種チームの一員として必要な技術 • 精神医療の専門家に紹介する時期と方法に関する知識と技術 • 治療の連続性（特に持続性のFGID患者の場合） • 医師の個人的反応の認識と医師－患者関係に問題が生じた場合の適切な反応

FGID患者の心理的治療の改善のため，担当医がこれらのトレーニングにより心理治療および抗うつ薬治療の利用拡大を行う必要がある．

（文献15より）

おわりに

　心理社会的ストレスおよび抑うつ，不安，身体化の合併はFDの発現および重症化の重要な要因である．特に，疼痛と不安を有するFD患者は心身医学的治療の好適な対象と判断される．FGIDと精神疾患の相互関係は考えられている以上に広範囲にわたっており，新たなFGIDあるいは精神疾患の発症を予防する診療が今後重要性を増してくる．

　FGIDの診療には心療内科的技術の習得が有用である．患者の病態に身体的要因ならびに心理的要因を，それぞれ臨床的に重み付けする方法が推奨される．診療の当初より，すべてのFDに対して各臨床医が実行可能な心身医学的診療を行うことが患者の利益となると考えられる．

参考文献

1) Greco T et al: The outcome of physical symptoms with treatment of depression. J Gen Intern Med 19: 813-818, 2004
2) 日本心身医学会教育研修委員会編：心身医学の新しい診療指針．心身医 31: 537-573, 1991
3) Drossman DA: The functional gastrointestinal disorders and the Rome III process. Gastroenterology 130: 1377-1390, 2006
4) Miwa H et al: Asian consensus report on functional dyspepsia. J Neurogastroenterol Motil 18: 150-168, 2012
5) Hongo M: Japan FGID Study Group: Functional GI symptoms are correlated with wellness habits．Gut 59（suppl III）: A253, 2010
6) Kinoshita Y, Chiba T; The FUTURE Study Group: Characteristics of Japanese patients with chronic gastritis and comparison with functional dyspepsia defined by ROME III criteria: based on the large-scale survey, FUTURE study. Intern Med 50: 2269-2276, 2011
7) Van Oudenhove L et al: Central nervous system involvement in functional gastrointestinal disorders. Best Pract Res Clin Gastroenterol 18: 663-680, 2004
8) Fischler B et al: Heterogeneity of symptom pattern, psychosocial factors, and pathophysiological mechanisms in severe functional dyspepsia. Gastroenterology 124: 903-910, 2003
9) Van Oudenhove L et al: Determinants of symptoms in functional dyspepsia: gastric sensorimotor function, psychosocial factors or somatisation? Gut 57: 1666-1673, 2008
10) Aro P et al: Anxiety is associated with uninvestigated and functional dyspepsia (Rome III criteria) in a Swedish population-based study. Gastroenterology 137: 94-100, 2009

11) Locke GR 3rd et al: Psychosocial factors are linked to functional gastrointestinal disorders: a population based nested case-control study. Am J Gastroenterol 99: 350-357, 2004
12) Damasio AR et al: Subcortical and cortical brain activity during the feeling of self-generated emotions. Nat Neurosci 3: 1049-1056, 2000
13) Mayer EA: Gut feelings: the emerging biology of gut-brain communication. Nat Rev Neurosci 12: 453-466, 2011
14) Koloski NA et al: The brain--gut pathway in functional gastrointestinal disorders is bidirectional: a 12-year prospective population-based study. Gut 61: 1284-1290, 2012
15) Creed F et al: 機能性消化管障害の心理社会的側面. ROME Ⅲ, 福土審ほか監訳, 協和企画, 東京, 2008, pp183-229
16) 中田浩二ほか: 機能性ディスペプシア（FD）と心理社会的要因. 日消誌 109: 1703-1713, 2012
17) 三輪洋人: これからの消化器心身医学の方向性-機能性ディスペプシア- Directionality of psychosomatic medicine on digestive diseases in the future -Functional dyspepsia-. 消心身医 20: 18-22, 2013

II FDの診断

4 FDの鑑別診断

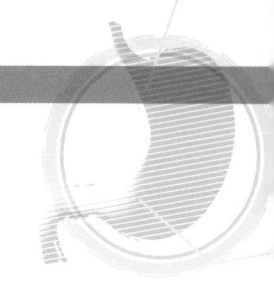

保坂 浩子　河村 修　草野 元康

はじめに

　機能性ディスペプシア（functional dyspepsia: FD）は，器質的疾患を認めないことが診断の根本にあるがゆえ，鑑別診断が非常に重要となっている。診断基準はRome委員会によって改変が重ねられているが[1]，診断の基本が症状の種類，頻度，程度などの問診によって行われることは変わっていない。原因となりうる器質的疾患がないことを内視鏡検査や超音波検査などで確認し，FDと診断される。

　また，診断基準が自覚症状によって決定されていることより，他の疾患とのオーバーラップが多いことも想像に難くない。今までにも他のFGID（機能性消化管疾患）やNERD（非びらん性胃食道逆流症）などとのオーバーラップが多く報告されている。これらについても，本当にオーバーラップと言っていいのか，あるいは1つの病態・症状に2つの診断名をつけているだけの可能性もあり，議論のあるところである。例えば，心窩部の灼熱感，胸やけを訴える患者はFD（EPS）とNERDのオーバーラップ症例としてよいのだろうか。

FDの鑑別診断

　Rome III[1]ではディスペプシア症状を4つの症状と明記した。症状を，「食後のもたれ」，「早期飽満感」，「心窩部痛」，「心窩部灼熱感」に集約し，食事との関連により，食後に生じる前者2つを主症状とするpostprandial distress syndrome（PDS）と，食事と関係なく生じる後者2つを主症状とする場合をepigastric pain syndrome（EPS）に大別した。消化器科診療の中で，こ

のような症状を主訴に訴える患者は多い。そして，このような症状を呈するような疾患は消化器科領域のみならず，内分泌・代謝疾患，中枢性疾患，悪性腫瘍など無数にある。これらすべてがFDと鑑別が必要な疾患と言うことができる。しかし，心窩部痛を主訴に来院された患者すべてに膵癌を疑い，腹部CTを行うことは難しく，ある程度の線引きが必要である。2014年に日本消化器病学会から『機能性消化管疾患診療ガイドライン2014－機能性ディスペプシア（FD）』が刊行され[2]，その手引きとなることが期待される。

診断フローチャートについて

　図1に示すように，FDの診断がフローチャートに従って画一的に行えるようになっている。フローチャートに従って診断を進める場合，慢性的なディスペプシア患者が受診したときの対応として問診・身体所見・採血を行い，警告徴候の有無を調べる。この警告徴候は，原因が特定できない体重減少，再発性の嘔吐，出血徴候，嚥下困難，高齢者を規定している。緊急性のある疾患はこの時点である程度見つけ出すことができる。内視鏡検査は最初の段階で行うか，または4週間の初期治療で軽快しない場合に行うこととなっており，上部消化管内に生じる器質的疾患は少なくとも4週間程度で鑑別が可能となっている。また，フローチャートの途中で，今まで議論の多いところであった*Helicobacter pylori*感染による胃炎も，FDから除外することができる。

FDとの鑑別が重要な疾患

　フローチャートにて除外できる疾患のほか，慢性のディスペプシア症状を呈し鑑別が重要な疾患が存在する。特にFDとは異なる治療が必要となる疾患は鑑別が非常に重要であるので以下に解説する。

1. 非びらん性胃食道逆流症（NERD）

　現在の考え方では，内視鏡的に粘膜傷害を認める逆流性食道炎は器質的疾患とされ，FDから除外されるべきである。しかし，非びらん性胃食道逆流症（NERD）とFD（EPS）では，症状の胸やけと心窩部灼熱感の区別が患者の主観的訴えからでは難しいと考えられる。我々医師も患者の訴えが

■ Ⅱ FDの診断

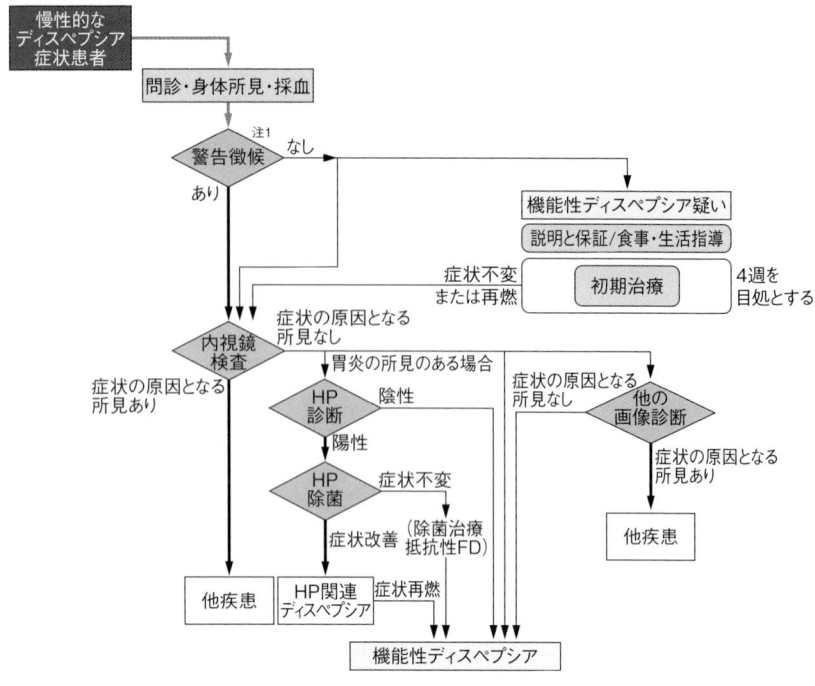

図1 機能性ディスペプシア（FD）の診断と治療フローチャート

注1：警告徴候とは以下の症状をいう
- 原因が特定できない体重減少
- 再発性の嘔吐
- 出血徴候
- 嚥下困難
- 高齢者

HP：*Helicobacter pylori*

（文献2より改変）

　胃食道逆流に伴う胸やけなのか，それ以外であるかの判断は難しい。以前の我々の検討では，「前屈み」，「食後」の胸やけなど，実際の胃食道逆流現象に伴う"胸やけ"はやはり内視鏡的な逆流性食道炎のGradeが上がるほど高率になった[3]。医師も単なる胸やけを尋ねるのではなく，胃食道逆流に伴う胸やけを問診すべきである。

　NERDとFDのオーバーラップについてもその頻度に関する報告が多く存在する[4,5]。両者の鑑別については，第一選択薬の決定に大きな影響を与え

ないように思われる．しかし，このような患者がPPI（プロトンポンプ阻害薬）を使用していて症状が取れなかった場合，PPIの倍量投与を試みるべきか，消化管運動賦活薬にするかは病態次第であり，できるかぎり病態の把握に努めたほうがよいと思われる．

- NERDとFDの鑑別の試みとして

　我々は，GERD（胃食道逆流症）に特異的な問診票として2004年にFスケール（Frequency Scale for the Symptoms of GERD: FSSG）を作成した[3]．このFスケールには，運動不全症状（Rome Ⅲ基準のPDSに相当する「食後のもたれ」，「早期飽満感」）を問う項目が既に入っていたため，これにEPSに関連する項目（「食後の心窩部痛」と「空腹時の心窩部痛」）の項目を追加し，酸逆流症状が7項目，運動不全症状が7項目ずつとなり，両症状の優位性の比較が可能であると考えた（図2）[6]．一般診療でのNERDとFDの鑑別は客観性に乏しいが，この改訂Fスケールを使用することにより，簡便に両疾患の鑑別ができると考えられる．

2. 糖尿病性gastroparesis

　上部消化管内視鏡を施行しているときに，胃内に食物残渣が多く存在する患者を少なからず認める．その多くが糖尿病を患っている患者である．血糖の上昇が胃排出障害を起こし糖尿病性gastroparesisと呼ばれる病態であるが，このような患者は，ディスペプシア症状があってもFDからは除外したほうがよいと考えられる．FDの患者群の中に胃排出機能の低下した患者も多く含まれていることが報告されている[7]が，糖尿病性gastroparesisの患者の治療は原則，血糖の的確なコントロールであるためFDの病態とは区別して考えたほうがよい．

　また，糖尿病性gastroparesisの患者にモチリン受容体アゴニストであるエリスロマイシンを使用すると胃排出が改善した[8]のに対して，FDでは強力なモチリン受容体アゴニストであるABT-229を投与したところ症状の改善がみられなかったという報告[9]があり，FDの病態の多様性が一因と考えられる．最近では，糖尿病性gastroparesisで食後のオキシトシンの分泌不全が低下していることが判明し，治療への応用の可能性が指摘されている[10]．

3. 慢性膵炎

　慢性的な上腹部痛を呈する疾患として比較的多い疾患が慢性膵炎であり，

II FDの診断

改訂Fスケール問診票FSSG
modified Frequency Scale for the Symptoms of GERD

ご本人様控

記入日：平成　年　月　日

お名前　　　　　　　　　　（ID：　　　）　　歳　　男・女

※あなたは以下にあげる症状がありますか？
　ありましたら、その程度を記入欄の数字（スケール）に○を付けてお答え下さい。

	質問	ない	まれに	時々	しばしば	いつも
1	胸やけがしますか？	0	1	2	3	4
2	思わず手のひらで胸をこすってしまうことがありますか？	0	1	2	3	4
3	食事をした後に胸やけがおこりますか？	0	1	2	3	4
4	喉（のど）の違和感（ヒリヒリなど）がありますか？	0	1	2	3	4
5	ものを飲み込むと、つかえることがありますか？	0	1	2	3	4
6	苦い水（胃酸）が上がってくることがありますか？	0	1	2	3	4
7	前かがみをすると胸やけがしますか？	0	1	2	3	4
8	おなかがはることがありますか？	0	1	2	3	4
9	食事をした後に胃が重苦しい（もたれる）ことがありますか？	0	1	2	3	4
10	食事をした後に気持ちが悪くなることがありますか？	0	1	2	3	4
11	食事の途中で満腹になってしまいますか？	0	1	2	3	4
12	ゲップがよくでますか？	0	1	2	3	4
13	食事をした後にみぞおちが痛みますか？	0	1	2	3	4
14	空腹時にみぞおちが痛みますか？	0	1	2	3	4

合計点数　□＋□＋□＋□

総合計点数 ＝ □

その他、何か気になる症状があればご遠慮なくご記入ください。

図2　改訂Fスケール問診票FSSG

（文献6より）

FDから鑑別が必要である。これまで膵炎を指摘されていないディスペプシア症状を持つ患者に膵機能検査を施行したところ35％に外分泌機能の低下を認め，慢性膵炎を疑う結果となったという報告もある[11]。

本邦でもFDと診断されていた患者を精査した結果，慢性膵炎が疑われメシル酸カモスタットを服用して症状の改善をみたという報告が散見され[12,13]，両者の鑑別は治療法の決定に重要である。

診断の方法として，慢性膵炎の急性増悪では血清アミラーゼ，尿中アミラーゼなどの生化学検査で鑑別できることがあるが，急性期を過ぎると数日で血清アミラーゼは正常化するため，高値が遷延する尿中アミラーゼなども検査することが有用である。また，画像検査では腹部超音波検査で膵石や主膵管の拡張・蛇行が存在すれば鑑別は容易ではあるが，このような変化がみられない症例も少なくない。本邦において最近，超音波内視鏡でみられる膵実質の蜂巣状分葉エコーや不連続な分葉エコーなどの早期慢性膵炎の所見がFDと考えられていた患者群で高率に認められたこと[14]が報告され，早期の微小膵炎症例がFD患者の中には存在し，見逃されやすい器質的疾患の1つであるため注意が必要である。

4. 好酸球性消化管疾患

近年，FD患者では健常人に比べて，好酸球や肥満細胞（mast cell）といった炎症細胞浸潤が多くみられることが報告されており，それが粘膜の透過性を亢進させ過敏性を引き起こしている可能性が指摘されている[15]。

好酸球性消化管疾患は，消化管粘膜内に過剰な好酸球浸潤（400倍の強拡大で15〜30個以上の好酸球浸潤を少なくとも1視野に認める）を認める疾患であり，上腹部症状の原因となることから，FDとの鑑別が必要である。好酸球性食道炎は，食道の縦走溝，小白斑，気管様狭窄障害など，内視鏡的な特徴的所見が明らかになってきたが，そのほかの消化管については，いまだはっきりした特徴が明らかになっていない。内視鏡的に明らかな異常を呈さない症例も数多く存在することから，上腹部症状があり内視鏡的に器質的疾患を認めなかった場合にはFDとして扱われている可能性が多くある。好酸球性消化管疾患であった場合，ステロイドによる治療効果が見込まれるため，FDから鑑別する意義は大きい。確定診断は生検組織による過剰な好酸球浸潤の証明であるため，内視鏡にて症状を説明しうる所見を

認めなかった場合にも生検を行い，好酸球性消化管疾患を除外する必要がある。

最後に

慢性的な漠然とした上腹部症状を訴える患者はFDという診断名を付けてしまいたくなるが，上部消化管内視鏡だけでは鑑別できず，他の疾患が含まれている可能性が存在する。他の疾患を鑑別・除外していくことこそがFDの診断であり，患者に真摯に向き合うことが最も重要である。

参考文献

1) Drossman DA et al (eds): Rome III: The Functional Gastrointestinal Disorders, 3rd edition Degnon Associates, McLean, VA, 2006
2) 日本消化器病学会編：機能性消化管疾患診療ガイドライン2014－機能性ディスペプシア (FD), 南江堂, 東京, 2014
3) Kusano M et al: Development and evaluation of FSSG: frequency scale for the symptoms of GERD. J Gastroenterol 39: 888-891, 2004
4) Kaji M et al: Prevalence of overlaps between GERD, FD and IBS and impact on health-related quality of life. J Gastroenterol Hepatol 25: 1151-1156, 2010
5) Talley NJ, Piper DW: The association between non-ulcer dyspepsia and other gastrointestinal disorders. Scand J Gastroenterol 20: 896-900, 1985
6) Kusano M et al: Development and evaluation of a modified Frequency Scale for the Symptoms of Gastroesophageal Reflux Disease to distinguish functional dyspepsia from non-erosive reflux disease. J Gastroenterol Hepatol 27: 1187-1191, 2012
7) Quartero AO et al: Disturbed solid-phase gastric emptying in functional dyspepsia: a meta-analysis. Dig Dis Sci 43: 2028-2033, 1998
8) Janssens J et al: Improvement of gastric emptying in diabetic gastroparesis by erythromycin. Preliminary studies. N Engl J Med 322: 1028-1031, 1990
9) Talley NJ et al: Failure of a motilin receptor agonist (ABT-229) to relieve the symptoms of functional dyspepsia in patients with and without delayed gastric emptying: a randomized double-blind placebo-controlled trial. Aliment Pharmacol Ther 14: 1653-1661, 2000
10) Borg J, Ohlsson B: Oxytocin prolongs the gastric emptying time in patients with diabetes mellitus and gastroparesis, but does not affect satiety or volume intake in patients with functional dyspepsia. BMC Res Notes 5: 148, 2012
11) Andersen BN et al: Exocrine pancreatic function in patients with dyspepsia. Hepatogastroenterology 29: 35-37, 1982
12) 河越哲郎ほか：Functional dyspepsia(FD) と潜在的慢性膵炎の関係. 日消誌 105(suppl-2.2): 899, 2008

13) 江口考明ほか：上腹部痛に混在する早期慢性膵炎疑診例の臨床的検討．日消誌 107(suppl-2.2): 957, 2010
14) 門阪薫平ほか：機能性ディスペプシアに早期慢性膵炎が存在する可能性について．日消誌 110(suppl-2): 771, 2013
15) Vanheel H et al: Impaired duodenal mucosal integrity and low-grade inflammation in functional dyspepsia. Gut 63: 262-271, 2014

III FDの病態

1 FDの病態は，環境因子？ 遺伝性因子？

有沢 富康

はじめに

　多くの疾患は遺伝的素因のもとに環境要因が作用することで発症する。すなわち，同じ環境にいても，ある疾患を発症しない者もいれば，発症してしまう者もいる。また，ある疾患を発症した者も，他の環境にいれば発症せずにすむ可能性がある。機能性ディスペプシア（FD）も例外ではなく，遺伝的要因と多くの環境要因が複雑に絡み合い発症する疾患と考えられる。それゆえ，どちらがより重要であるかという問いは大きな意味を有さないと考えられる。ただ，感染症などの特殊かつ確実な環境要因の作用下で発症するような疾患とは異なり，FDはごく普通の環境下で発症する疾患であるので，その意味からは遺伝的素因の比重の大きい疾患といえるかもしれない。

　FDは症状に基づく症候群であり，症状のみが積極的診断の根拠となる。症状とは何か？と考えたとき，ある意味症状とは外界の刺激に対する生体の反応であるといえるかもしれない。すなわち，ある刺激に対し生体が満足のいく受容をすれば症状ではないが，不快な受容をすればそれは症状として認知される。ある刺激に対する生体の反応を根底で規定しているのは，その生体がどのような遺伝子型を有しているかであると考えられる。筆者らはこの考えのもとに，FDに関与する遺伝子型に関しここまで調べてきた。本項では，FDに関与する遺伝子多型から見えてくるFD像に関し概説する。

FDと遺伝子多型

　ある刺激に対する反応を左右するのが遺伝子型であったとしても，他生

物とは異なり人間社会は多様性に富んでおり，一概に同一遺伝子型を有する者が同一刺激に対し同一反応を起こすとは限らない．すなわち，遺伝子型がそのまま表現型へと結びつかない，そこに社会環境・経験など様々な要因が両者の対応を様々に変化させていると考えられる．例えば，同じ遺伝子型を持った人間でも，日本と欧米とで異なった環境で生活し異なった体験をしていれば，ある食物を摂取し同様においしいと感じることの方が不思議に思われる．また，もし非常に感受性を亢進させるような遺伝子型を有する者がいたと仮定し，そこに日本人には満足，欧米人には不快に感じるような刺激が加わったとすれば，日本では非常に幸福感を感じる遺伝子型になり，欧米では非常に不快を感じることに関与する遺伝子型となり，同じ遺伝子型が全く異なった感覚に関与するという現象が生じる．すなわち，FDに刺激感受性が重要であると仮定すれば，その遺伝子型は日本ではFDに抑制的に作用し，欧米ではむしろ促進的に作用する可能性もありうる．このように複雑な要因が関与するものの，筆者らはFDを理解する上では根底で生物の反応性を規定している遺伝子多型からのアプローチが有用であると考えており，Rome Ⅲにも遺伝子多型はFDのマーカーになる可能性があることが述べられている[1]．

　FDに関与する遺伝子多型の初めての報告は，2004年にHoltmannらがドイツにおいて細胞内のシグナル伝達分子であるG蛋白の β subunitをコードする GNB3 遺伝子の825C>Tがディスペプシア症状の発現に関与するとしたものである[2]．その後，筆者らもGNB3遺伝子型のFDへの関与を日本人において検討したが[3]，Holtmannらの825C allele保有者がディスペプシア症状を起こしやすいとの報告とは異なり，TTホモ接合体が Helicobacter pylori（H. pylori）非感染下でのディスペプシア症状の発現に関与していた．また，Camilleriらは，米国では825TTおよびCCホモ接合体両者が食事に関与しないディスペプシア症状の発現に関与すると報告している[4]．また，同じ日本においても，Oshimaらは，H. pylori 感染率は不明であるが筆者らと同様に825TTホモ接合体が心窩部痛症候群（epigastric pain syndrome: EPS）様症状発現の危険を有することを示し[5]，Shimpukuらは逆に825CCホモ接合体と胃排泄能遅延を伴う食後愁訴症候群（postprandial distress syndrome: PDS）との有意な関係を報告している[6]．一方，同じアジアの隣

国である韓国からは，825C>T遺伝子多型は機能性消化管障害に関与しないことが報告されている[7]。G蛋白は細胞内情報伝達機構の非常にmajorな分子であり，その機能が亢進した方がFDになりやすいのか，なりにくいのかは別にしても，これらcase-control研究の結果は，対象がhospital-basedかpopulation-basedかでも異なり，また先に述べた複雑な要因が環境要因の異なる地域でのFDに，異なった角度から関与しているのかもしれない。

日本人のFDに関与する遺伝子型

筆者らは2007年以降，日本人のFDに関与する多くの候補遺伝子に存在する遺伝子多型の関与につき検討してきた[8]。対象は，全例医療機関受診者であり，内視鏡検査を初めとする画像検査と血液検査等で器質的疾患を除外してある。対象の平均年齢は60歳弱とやや高齢で，全体のH. pylori陽性率は約60％であった。この対象に対し遺伝子typingを行い，得た結果を図1に示した。全体でFDへの有意な関与を認めた遺伝子多型は，侵害受容体であるTransient Receptor Potential Vanilloid 1（TRPV1）の機能亢進性多型である315CCホモ接合体[9]，内臓痛の痛覚伝達に関与するtetrodotoxin非感受性NaチャネルであるNaV(1.8)をcodeするSCN10Aの機能低下性haplotype[10]が抑制的な関与を示し，再取り込みによりserotoninの作用を調節しているserotonin transporter（SERT）をtargetとするhas-miR-325のpri体に存在するrs5981521はrecessive modelで非常に強い促進的な関与を認めた[11]。このように，FDに関与する遺伝子型は胃運動や胃酸分泌，炎症に関与する遺伝子に存在するのではなく，刺激を感知し，伝導し，認知する遺伝子に存在するものばかりであった。

RomeⅢでは，FDはEPSとPDSと大きく2つの病型に分類されている。そこで，EPSとPDSそれぞれに関与する遺伝子型を検討した結果を表1に示した。興味深いことに，亜病型別に見てもEPSとPDS，それぞれに関与する遺伝子型はFD全体と同様に，TRPV1，pri-miR-325，SCN10Aの3遺伝子の多型であった。また，その関与の程度はオッズ比が示すように，EPSとPDS両者に対しほとんど同程度であった。この事実は，EPSとPDSの背景に存在するものは同様で，いずれも刺激伝導系が重要である可能性を示唆している。さらに推測するならば，EPSとPDSは感受性亢進状

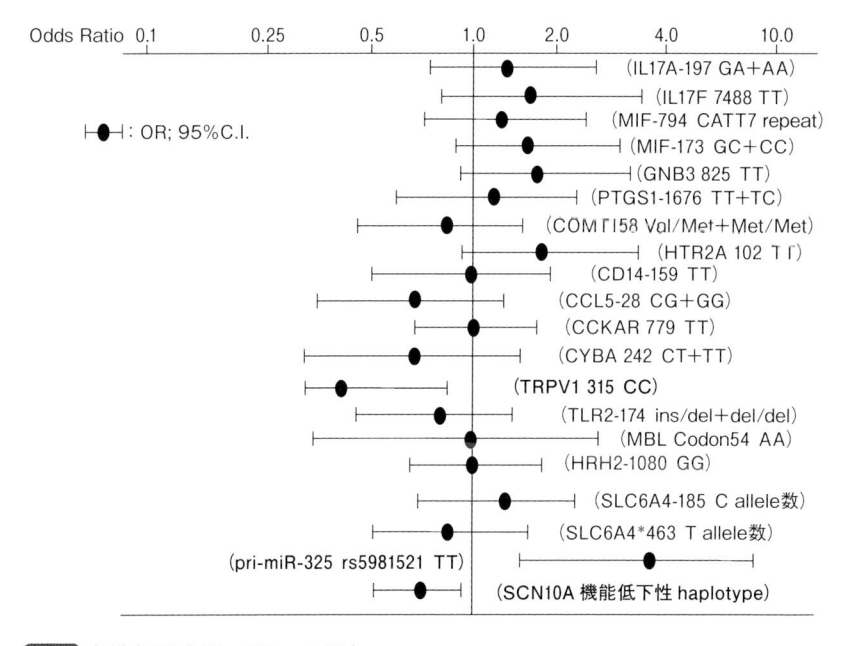

図1 各遺伝子多型のFDへの関与

オッズ比，95%信頼区間は，性・年齢・HP感染の有無をadjustさせたlogistic多変量解析で求めた。TRPV1 315G>C，pri-miR-325のrs5981521 C>T，SCN10Aのhaplotypeが有意な関与を示した。
（文献8より引用）

態での刺激に対する表現型の違いだけである可能性も考えられる。この点に関しては，さらに検討をする必要があるだろう。

また，日本人の胃機能に後天的に大きな影響を与える*H. pylori*感染の有無別にディスペプシア症状発現に関与する遺伝子型を検討した（**表1**）。結果は，*H. pylori*陽性と陰性ではディスペプシア症状発現に関与する遺伝子型は全く異なっていた。陰性者では，pri-mi-R325と*SCN10A*に加え，*GNB3*が関与し，陽性者では*TRPV1*に加え炎症・免疫関連の機能亢進遺伝子型が関与していた。この結果は*H. pylori*陰性のディスペプシア，いわゆる本来のFDと，*H. pylori*陽性のディスペプシア（*H. pylori*関連ディスペプシア）は全く異なったものであることを示唆している。すなわち，本来のFDではやはり刺激伝導・認知系が重要であり，*H. pylori*関連ディスペプシアでは，*TRPV1*

表1 FDに関与する遺伝子多型－サブ解析－

FD subtype別の関与する遺伝子多型

EPSに関与する遺伝子多型

遺伝子	因数	オッズ比;(95%信頼区間)
TRPV1 G315C, rs222747	CC vs. GG+GC	0.25;(0.09-0.73)
pri-miR-325 rs5981521	TT vs. CC+CT	3.04;(1.25-7.42)
SCN10A (rs57326399_rs6795970_rs12632942)	機能低下群 vs. 亢進群	0.51;(0.34-0.76)

PDSに関与する遺伝子多型

遺伝子	因数	オッズ比;(95%信頼区間)
TRPV1 G315C, rs222747	CC vs. GG+GC	0.27;(0.07-0.96)
pri-miR-325 rs5981521	TT vs. CC+CT	3.05;(1.14-8.13)
SCN10A (rs57326399_rs6795970_rs12632942)	機能低下群 vs. 亢進群	0.52;(0.33-0.83)

性，年齢，HP感染をadjustさせたlogistic多変量解析

H. pylori 非感染・感染下でのディスペプシア症状に関与する遺伝子多型

H. pylori 非感染下

遺伝子	遺伝子型	オッズ比;(95%信頼区間)
GNB3	825 TT homozygous	3.08;(1.02-9.25)
pri-miR-325	rs5981521 TT homozygote	8.37;(1.78-39.5)
SCN10A	機能低下性haplotype	0.46;(0.28-0.77)

H. pylori 感染下

遺伝子	遺伝子型	オッズ比;(95%信頼区間)
(FD)		
TRPV1	315 CC homozygous	0.27;(0.07-0.96)
CYBA(NADPHoxidase)	242 CT+TT genotype	0.20;(0.05-0.73)
TLR2	-174 ins homozygous	0.48;(0.23-0.99)
(EPS)		
IL17F	7488 TT homozygous	10.4;(1.17-92.3)
MIF	-173 CC homozygous	3.66;(1.19-11.3)
(PDS)		
CCL5(RANTES)	-28 CC homozygous	0.12;(0.02-0.99)
TLR2	-174 ins homozygous	0.22;(0.07-0.69)

性，年齢をadjustさせたlogistic多変量解析

(文献8より引用)

が炎症下で機能亢進することを考慮すると，慢性炎症の程度が重要であることを意味している。

　*H. pylori*を除菌することでディスペプシア症状の消失する割合が少ないことから，*H. pylori*感染のFDへの関与は少ないという意見も聞かれる。しかし，除菌によりディスペプシア症状の改善をみることでわかることは，除菌により慢性炎症が消失することでどれだけの症状がなくなるか，単に*H. pylori*関連胃炎でどれだけの人に症状が起こっているかだけである。今後は，*H. pylori*を除菌しても症状の残る，いわゆる除菌抵抗性FDと*H. pylori*陰性のFDが果たして同一のものであるか否かの検討が必要であろう。

おわりに

　先にも述べたように，FDにおいて遺伝的要因と環境要因のどちらが重要かという議論には意味がない。ただ，筆者らの遺伝子型からの検討は，FDにおいては末梢の刺激の量的・質的相違よりは，刺激が何であれ，それを感知し，伝導し，認知する機構が重要である可能性を示唆している。その感受性の亢進は，遺伝的素因もさることながら，幼少体験や環境要因など後天的要因からも起こると推定される。このような観点から見直せば，FDは多要因疾患ではなく，単一要因の疾患を多方面から眺めているだけであるかもしれず，FD診療にまた新たなる展開があるのかもしれない。

参考文献

1) Drossman DA: The functional gastrointestinal disorders and the Rome III process. Gastroenterology 130: 1377-1390, 2006
2) Holtmann G et al: G-protein beta 3 subunit 825 CC genotype is associated with unexplained (functional) dyspepsia. Gastroenterology 126: 971-979, 2004
3) Tahara T et al: Homozygous 825T allele of the GNB3 protein influences the susceptibility of Japanese to dyspepsia. Dig Dis Sci 53: 642-646, 2008
4) Camilleri M et al: Serotonin-transporter polymorphism pharmacogenetics in diarrhea-predominant irritable bowel syndrome. Gastroenterology 123: 425-432, 2002
5) Oshima T et al: The G-protein β3 subunit 825 TT genotype is associated with epigastric pain syndrome-like dyspepsia. BMC Med Genet 11: 13, 2010
6) Shimpuku M et al: G-protein β3 subunit 825CC genotype is associated with postprandial distress syndrome with impaired gastric emptying and with the feeling of hunger in Japanese. Neurogastroenterol Motil 23: 1073-1080, 2011

7) Kim HG et al: G-Protein Beta3 Subunit C825T Polymorphism in Patients With Overlap Syndrome of Functional Dyspepsia and Irritable Bowel Syndrome. J Neurogastroentrol Motil 18: 205-210, 2012
8) 有沢富康：機能性ディスペプシアとHelicobacter pylori 関連ディスペプシア．日消誌 111: 1088-1095, 2014
9) Tahara T et al: Homozygous TRPV1 315C influences the susceptibility to functional dyspepsia. J Clin Gastroenterol 44: e1-e7, 2010
10) Arisawa T et al: Genetic polymorphisms of SCN10A are associated with functional dyspepsia in Japanese subjects. J Gastroenterol 48: 73-80, 2013
11) Arisawa T et al: Genetic polymorphism of pri-microRNA 325, targeting SLC6A4 3'-UTR, is closely associated with the risk of functional dyspepsia in Japan. J Gastroenterol 47: 1091-1098, 2012

Ⅲ FDの病態

2 FDの病態は，ストレス？ 胃酸？ 消化管運動？

竹内利寿　樋口和秀

はじめに

　機能性ディスペプシア（FD）の病態は，単一ではなく，多因子が絡み合い，極めて複雑であると考えられている。これまでの膨大な研究から，胃運動異常，胃酸分泌異常，内臓知覚過敏，*Helicobacter pylori* 感染，心理社会的因子，遺伝，感染など，多くの因子がFDの原因として挙げられている。様々な視点から病態解明に対する研究は進み，さらに複雑化している。このような背景のなか，直接症状と関連する生理的変化は運動機能異常と内臓知覚過敏と考えられており，これらと上腹部症状発現との関連が証明されている。この生理的機能異常の引き金は，外的刺激やストレスなどに対する過剰応答が要因と考えられている。一方，胃酸分泌は胃運動機能を変化させている可能性も推測されている（図1）。本項ではFDの病態として重要な因子であるストレス，胃酸，消化管運動にスポットを当て，これらについて概説する。

臨床的側面からの消化管運動とFD

1. 胃排泄遅延

　胃に入った食物は前庭部の収縮力により十二指腸に排出される。FDでは，この胃排出能が低下しており（図2）[1-7]，FD患者の20～40%にこの胃排出遅延がみられる[8]。胃排出能は胃内の食物を排出する能力であり，食後の胃の運動機能の1つである。胃排出遅延により食物が胃に長く停滞することで，胃もたれ，食後膨満感，嘔気などの症状の発現につながる。したがって，特に食後愁訴症候群（PDS）との関連が推察されている[6]。しかし，胃排

III FDの病態

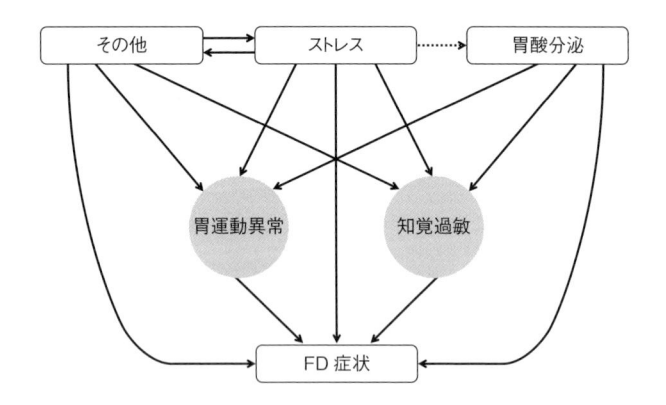

図1 FDにおけるストレス，胃酸，消化管運動の関係

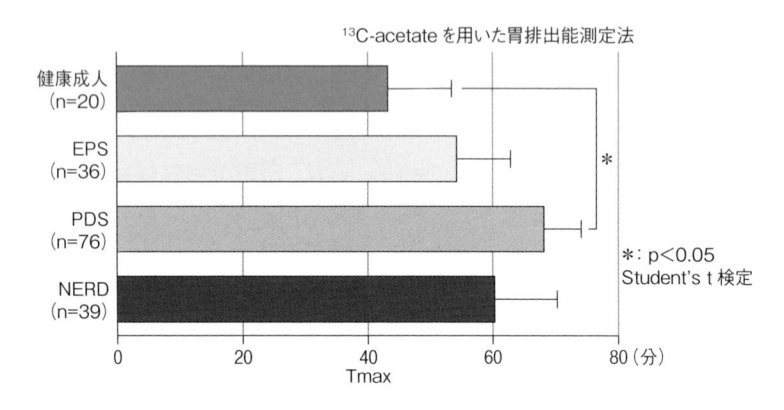

図2 RomeⅢ基準に基づいた胃排出能の評価

PDS患者は健康成人に比べて有意に胃排出能が低下していた。
試験方法：FD患者151例，健康成人20例を対象に［^{13}C］-acetate呼気試験を行い，Tmaxを測定した。
EPS：心窩部痛症候群
PDS：食後愁訴症候群
NERD：非びらん性胃食道逆流症

（文献6より）

泄は健常対照者に比べて遅延していることが多いが，遅延の程度と症状の重症度に相関があるという報告はなく，胃排泄が正常なFD患者も認められることから，胃排泄遅延は一要因とも思われる。

2. 胃適応性弛緩反応

　胃適応性弛緩反応とは，摂食により一定量以上の食物が胃内に入った折に近位胃が拡張する反応のことである。これは食事摂取後に胃が拡張することで容量を増やし，より多くの食物の受け入れを可能にしようとする弛緩反応で，胃の貯留機能を反映している。FD患者の約40〜50%がこの胃適応性弛緩反応障害を示すとされている。近年，FD患者における二重盲検プラセボコントロールスタディで，胃適応性弛緩と症状の改善に関連が認められたと報告されている。この報告は，FD患者に対して試験食を摂取したときの近位胃横断面積を測定し，胃適応性弛緩率（胃拡散能）を算出しており，プラセボに比較してアセチルコリンエステラーゼ阻害薬投与群は胃適応性弛緩率が高く，その結果，症状改善効果があった可能性が推測されている[9]。胃適応性弛緩反応が障害されると，胃の拡張が不良となり，早期飽満感につながる。さらに，胃の内圧の上昇を来すため，上腹部痛や不快感の形成にも関連する。この胃適応性弛緩反応の測定法としては，胃底部にバルーンを留置し，試験食摂取後の容量や内圧の変化を記録するバロスタット法が用いられた研究が報告されている（図3）[10,11]。

ストレスからみた消化管運動とFD

1. 脳腸相関

　消化管は，ストレス感受性が高く，ストレスにより様々な症状が生じる。ストレスと消化管症状のメカニズムである脳腸相関が解明されてきており，視床下部−下垂体−副腎皮質系（hypothalamic-pituitary-adrenal-axis: HPA系）の軸となる視床下部の室傍核（paraventricular nucleus: PVN）より分泌される副腎皮質ホルモン放出因子（corticotropin releasing factor: CRF）が重要なキープレーヤーであることが解明されている[1]。ストレス反応において重要な役割を果たすメディエーターとして，CRFおよびそれらに関連するウロコルチンが同定されている。これまでは，主に脳に分布するCRFが注目されてきたが，脳だけでなく腸管にも存在していることが報告され，

■ Ⅲ FDの病態

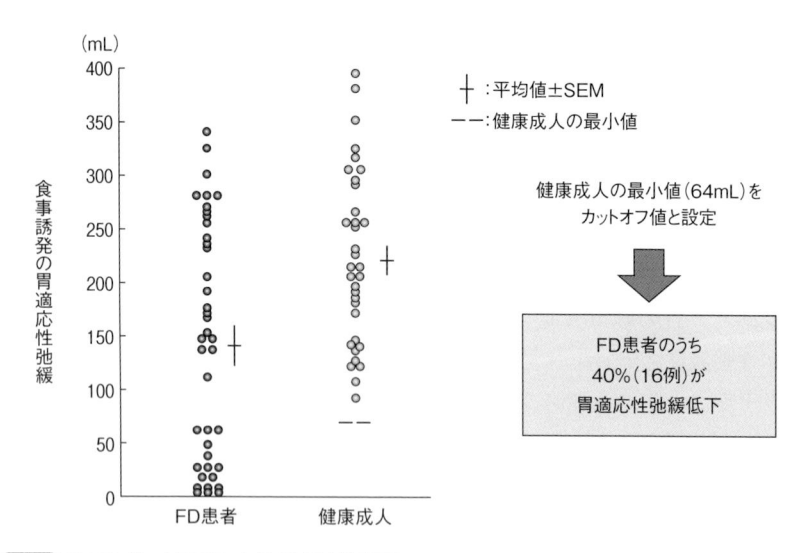

図3　FD患者では胃適応性弛緩が低下している
試験方法：FD患者40例，健康成人35例を対象に，胃内にバルーンを挿入しMDP＋2mmHgで90分以上保持した．さらに30分後に200mLの食事を摂取させ，食事30分前と食後60分後の胃の容積の差を算出した．
MDP：minimal distending pressure，胃内のバルーンが30mL以上になるときの最小の圧力
（文献10より）

近年ではこの末梢性のCRFがストレス反応に重要な役割を果たしていることが明らかとなっている．CRFは受容体を介して下部消化管運動を亢進させたり，胃運動を抑制したりして，摂食調整にも作用する．

2. グレリン

　このウロコルチンを用いた食欲亢進作用と胃運動機能亢進作用のあるグレリンの血中動態から，ストレスによるFDの機序が明らかとなりつつある．胃運動や食欲が低下するストレス時には，グレリン動態も影響を受けている可能性がある．Yakabiらは，ストレスによる食欲低下の作用機序を明らかにするために，ストレスとグレリン動態について検討した[12]．CRF受容体であるウロコルチンをラットの脳室内に投与して，血中グレリン濃度と食欲の影響をみたところ，ウロコルチン脳室内投与で摂食量は減少し，アシルグレリンとデスアシルグレリンの血中濃度の低下，胃粘膜内のプレプログレ

リンmRNAの減少を証明した。すなわち，ストレスによって生じる食欲低下には，胃粘膜でのグレリン放出および産生が低下し，血中グレリン濃度が低下したことが関与していると推測されている。

3. コレシストキニン（CCK）

セロトニン（5 HT）はストレス反応に関連する神経伝達物質として知られているが，消化管運動においても重要な役割を果たしている。CCKは中枢性の食欲抑制作用と胃運動抑制作用が知られており，このCCKに感受性が亢進しているとされているFDにおいては，中枢神経の5-HT受容体の感受性が亢進しているとの報告がある[13]。CCK投与によって視床下部のPVNと視索上核においてノルアドレナリンとセロトニンの分泌が亢進する。これらの神経核はノルアドレナリン神経とセロトニン神経からの神経シグナル伝達を受けているが，食物摂取と消化管運動の調節に重要であり，CCK作用の調節中枢であると考えられている。つまり，末梢性に分泌されたCCKの作用シグナルが求心性に延髄の弧束核に伝わることが重要で，延髄弧束核の神経はPVNと視索上核，また迷走神経背側運動核に神経突起を伸ばしているので末梢のCCKも延髄弧束核を介して視床下部に作用していることが推測されている。つまり，末梢のCCKは脳腸相関を介して視床下部のPVNに作用して摂食行動に影響し，さらに胃運動にも影響しFD症状を誘発していると推測される。

このようにストレス反応の中心的要因であるCRF，さらにFDの主症状として食前の食欲および胃運動に関連するとされているグレリン，食後のディスペプシア症状に関与するとされるCCKが，FDとストレスとの関係における分子基盤として次第に明らかとなってきている。

FDにおける胃酸の関与

心窩部痛や心窩部灼熱感出現の機序は，胃内が酸に曝露されるとその刺激が消化管に存在する侵害受容体を介して無髄神経線維を通り脊髄後根を上行して大脳皮質に伝導する。胃酸分泌はバニロイド受容体を活性化させ，酸や熱，圧刺激などの侵害刺激に反応する一次求心性神経であるカプサイシン感受性神経を通り，痛覚シグナルを伝えている。このように胃から中

75

枢への刺激伝導経路は証明されているが，中枢でのストレス反応から胃酸分泌が亢進していることは，明らかではない。

一方，FD症状に対する胃酸の関与については興味深い知見が集積している。胃酸の基礎分泌あるいは最大刺激分泌はFD患者と健常人では差がなく，過剰な胃酸分泌はディスペプシア症状の発現には直接的には関与しないとされている[14,15]。しかし，十二指腸への胃酸の曝露が胃の運動を抑制することが報告されており[16]，"十二指腸ブレーキ"という現象が提唱されている。さらには，十二指腸への胃酸曝露は胃適応性弛緩反応障害をも惹起することが報告されている[17]。

胃を含めた消化管には，迷走神経が分布している。それらは消化管の運動や知覚，分泌などに対する重要な役割を担っている。内臓知覚過敏とは，文字通り消化管の知覚が過敏になっている状態を表すが，詳細には，知覚閾値が低下しているallodynia（異痛症）と，健常者も自覚する程度の刺激に対してより強く知覚を自覚するhyperalgesia（痛覚過敏）に分類される。胃における刺激系としては，胃の運動や内圧の上昇などによる物理的刺激と胃酸や食物などによる化学的刺激が存在する。このような機序により知覚過敏をもたらすと考えられている。したがって，過剰ではなく生理的範囲内の胃酸分泌が間接的に内臓知覚過敏を介した症状の発現に寄与してい

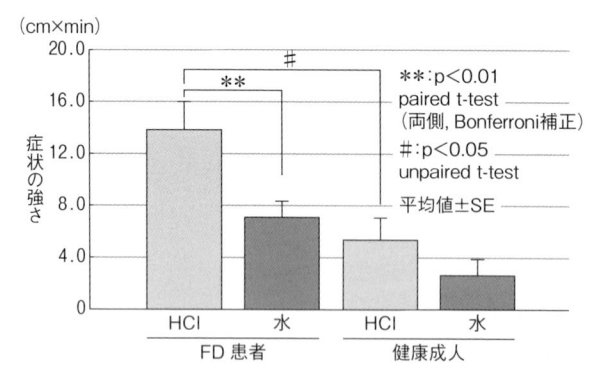

図4　FD患者と健康成人の酸に対する症状の強さの相違

試験方法：Rome Ⅲ基準によるFD患者23例，健康成人32例を対象に，0.1mol/mL塩酸もしくは水を胃に注入し，症状の有無や重症度をVASを用いて評価した。

（文献22より）

るのである（図4）[18-22]。事実，プロトンポンプ阻害薬（PPI）をはじめとした酸分泌抑制薬がFDに対して有効であるとする報告は多く，本邦のガイドラインにおいてもPPIが第一選択薬となっている。

おわりに

　ストレス負荷により，中枢や末梢で様々な変化が生じ，どのように消化管機能を調節しているのか，またFDにおける症状発現に，胃酸や消化管運動がどのように関与しているのかを概説した。しかし他項にもあるように，これら以外にもFDの病態には内臓知覚異常，細菌やウイルス感染による胃粘膜の炎症，遺伝子多型の問題，腸内細菌の関与など，様々な知見が得られている。そのためFDの病態は複雑化しているが，最近発表されたFDの診療ガイドラインにもあるように，治療に目を向けると，初期治療は胃酸分泌抑制と運動機能改善が2本柱として提唱されている。このことを鑑みると，ストレスから起こる消化管運動，胃酸が治療に直結した病態ともいえ，今後これらを中心に様々な基礎的・臨床的研究を通してクリアカットに病態解明が進むことを期待する。

参考文献

1) Stanghellini V et al: Risk indicators of delayed gastric emptying of solids in patients with functional dyspepsia. Gastroenterology 110: 1036-1042, 1996
2) Tack J et al: Symptom pattern and pathophysiological correlates of weight loss in tertiary-referred functional dyspepsia. Neurogastroenterol Motil 22: 29-35, 2010
3) Waldron B et al: Evidence for hypomotility in non-ulcer dyspepsia: a prospective multifactorial study. Gut 32: 246-251, 1991
4) Perri F et al: Patterns of symptoms in functional dyspepsia: role of Helicobacter pylori infection and delayed gastric emptying. Am J Gastroenterol 93: 2082-2088, 1998
5) Talley NJ et al: Functional dyspepsia, delayed gastric emptying, and impaired quality of life. Gut 55: 933-939, 2006
6) Shindo T et al: Comparison of gastric emptying and plasma ghrelin levels in patients with functional dyspepsia and non-erosive reflux disease. Digestion 79: 65-72, 2009
7) Kikuchi K et al: Measurement and evaluation of gastric emptying using radiopaque barium markers. Dig Dis Sci 45: 242-247, 2000
8) Quartero AO et al: Disturbed solid-phase gastric emptying in functional dyspepsia: a meta-analysis. Dig Dis Sci 43: 2028-2033, 1998

9) Kusunoki H et al: Therapeutic efficacy of acotiamide in patients with functional dyspepsia based on enhanced postprandial gastric accommodation and emptying: randomized controlled study evaluation by real-time ultrasonography. Neurogastroenterol Motil 24: 540-545, 2012
10) Tack J et al: Role of impaired gastric accommodation to a meal in functional dyspepsia. Gastroenterology 115: 1346-1352, 1998
11) Troncon LE et al: Relations between upper abdominal symptoms and gastric distension abnormalities in dysmotility like functional dyspepsia and after vagotomy. Gut 37: 17-22, 1995
12) Yakabi K et al: Urocortin 1 reduces food intake and ghrelin secretion via CRF(2) receptors. Am J Physiol Endocrinol Metab 301: E72-E82, 2011
13) Dinan TG et al: A double-blind placebo-controlled study of buspirone-stimulated prolactin release in non-ulcer dyspepsia--are central serotoninergic responses enhanced? Aliment Pharmacol Ther 15: 1613-1618, 2001
14) Collen MJ, Loebenberg MJ: Basal gastric acid secretion in nonulcer dyspepsia with or without duodenitis. Dig Dis Sci 34: 246-250, 1989
15) Nyrén O: Secretory abnormalities in functional dyspepsia. Scand J Gastroenterol 182: 25-28, 1991
16) Lee KJ et al: Influence of duodenal acidification on the sensorimotor function of the proximal stomach in humans. Am J Physiol Gastrointest Liver Physiol 286: G278-G284, 2004
17) Lee KJ et al: Dyspeptic symptoms associated with hypersensitivity to gastric distension induced by duodenal acidification. J Gastroenterol Hepatol 21: 515-520, 2006
18) Bates S et al: Blocked and nonblocked acid secretion and reported pain in ulcer, nonulcer dyspepsia, and normal subjects. Gastroenterology 97: 376-383, 1989
19) Son HJ et al: Hypersensitivity to acid in ulcer-like functional dyspepsia. Korean J Intern Med 12: 188-192, 1997
20) Schwartz MP et al: Effect of inhibition of gastric acid secretion on antropyloroduodenal motor activity and duodenal acid hypersensitivity in functional dyspepsia. Aliment Pharmacol Ther 15: 1921-1928, 2001
21) Bratten J, Jones MP: Prolonged recording of duodenal acid exposure in patients with functional dyspepsia and controls using a radiotelemetry pH monitoring system. J Clin Gastroenterol 43: 527-533, 2009
22) Oshima T et al: Generation of dyspeptic symptoms by direct acid and water infusion into the stomachs of functional dyspepsia patients and healthy subjects. Aliment Pharmacol Ther 35: 175-182, 2012

III FDの病態

3 FDの病態は機能性疾患ですべて説明できるか？ 粘膜炎症から考える

二神 生爾　　山脇 博士　　坂本 長逸

はじめに

　機能性ディスペプシア（FD）の病態は複雑であり，なおかつ複合的な原因から成っているとされている。FDの診断上，内視鏡的には器質的疾患がないということが大前提であり，胃癌・胃潰瘍・十二指腸潰瘍やびらん性の逆流性食道炎などはないことになる。つまり，内視鏡上，肉眼的にはFD症状を説明できる疾患がないにもかかわらずFD症状が継続する場合に，FDと診断される。この項では，粘膜炎症から考えたFDの病態について概説したい。

*H. pylori*胃炎とFD症状

　まず初めに，消化管粘膜に炎症がある場合，これを器質的疾患と捉えるかどうかは，まだコンセンサスを得られていない，と言ってよいかと思われる。例えば，内視鏡的に異常がない，つまり年齢相応の萎縮があれば，我々は慢性胃炎と診断し，患者には内視鏡的には年齢相応の胃粘膜でしたよと伝えることが多い。そうした胃粘膜に対して内視鏡下で生検を行うと，軽度の炎症と好中球浸潤があることがある。消化管ではある程度の食物刺激や胃酸の刺激等を受けており，全く炎症がないことはむしろ少ないと思われる。したがって，内視鏡的に，つまり肉眼的に異常がなければ，器質的疾患はないものと考えられる。

　一方で，同じ胃炎であっても*Helicobacter pylori*（*H. pylori*）胃炎を器質的疾患と捉えるかは議論のあるところである。*H. pylori*胃炎があれば，組織上明らかな好中球浸潤もあり腸上皮化生も起こしており，腸上皮化生な

どは不可逆性のことが多い。そうした点では，H. pylori 陰性胃炎とは明らかに異なっている。さらには，H. pylori 胃炎では，組織学的な炎症にとどまらず，胃酸分泌機能にも変化が及んでいる。内視鏡的にも発赤が認められ，肉眼的にも H. pylori 陰性胃炎と異なっている。H. pylori 胃炎も H. pylori 陰性胃炎も慢性胃炎というグループでくくられるが，両者には明確な相違がある。患者への説明も，H. pylori 胃炎があれば，胃癌のリスクもあるので除菌を recommend することや，内視鏡を用いたフォローをより強く患者に伝えることになる。

　ところで，H. pylori 感染により誘導された胃粘膜内の炎症が，FD 症状の発現にあたって病態的に重要な意義があれば，除菌をしたときに FD 症状の改善や一時的な軽快をみてもいいはずである。しかし，過去の報告をみると，H. pylori の除菌によって FD 症状が改善する患者は少数派である[1]。また，2014 年に発刊された FD のガイドラインでも触れられているように，アジアでのメタアナリシスにおいては，FD 症状の消失に関しては，欧米より高い H. pylori の除菌効果が示されている[2]。筆者自身も，除菌後長期間後に FD 症状が改善する症例を経験しており，もう少し長期間でのデータの蓄積が今後必要になると思われる。

　FD の新ガイドラインでは，H. pylori 除菌によりディスペプシア症状の改善が得られた場合は，H. pylori 関連ディスペプシアとして，FD から分けるべきであるとしている[3]。つまり，H. pylori 感染による組織的・器質的異常があると捉えて，FD の中でも区別した取り扱いとしたい，ということである。もちろん，詳細については今後の長期のデータ等の集積を待つしかないが，胃粘膜局所の炎症自体が直接的に FD 症状の発現に及ぼしている場合はあると思われるが，その頻度は少ないと思われる。

十二指腸粘膜内炎症と FD 症状

　急性胃腸炎に罹患し，その感染が軽快した後 6 カ月以上経過しても腹部症状が続き，3 カ月間以上の病悩期間を有した場合は，感染後の機能性消化管疾患（FGID）とされる。その際，腹部症状として，上腹部症状である食後の膨満感や心窩部痛が主である場合は感染後 FD と診断され，下痢や便秘といった下部消化管症状が主である場合は感染後過敏性腸症候群（IBS）と

診断される．病原菌としては多岐にわたる報告があり，ロタウイルスなどのウイルス感染や，赤痢・サルモネラ・カンピロバクターなど細菌感染が報告されており，細菌毒性が強く感染時の症状が長期にわたる患者ほど感染後の腹部症状を発症する相対危険度が高くなるとされている[4]．スペイン地方で流行したサルモネラ胃腸炎の患者を経過観察した報告では，感染から1年経過後もディスペプシアの有病率が13.4%であった（**図1**）[5]．こうした感染後FDの報告はいくつも報告されているが，有病率は概ね10%前後である．

さて，粘膜の局所の炎症とFGIDについては，感染後IBSにおいて，研究が先行していると思われる．Barbaraらによれば，感染後IBSの腸粘膜においてはmast cellが重要な役割を果たしており，活性化したmast cellから放出された液性因子と末梢神経との相互作用による神経刺激も感染後IBSの原因と考えられている（**図2**）[6]．すなわち，消化管粘膜局所の炎症がFGIDの原因となっていると考えられる．こうした感染後IBS，感染後FDの診断基準としては，Spillerらの報告がある[7]．その診断基準は，前駆する急性胃腸炎があったとする根拠として，下痢や発熱，嘔吐や便培養陽性などの明らかに急性胃腸炎症状と思われる要素を2つ以上満たすことが必要であるとしている．わずかに炎症が残存している状態の粘膜環境がFGIDを誘発しているのか，あるいは上記のように炎症が持続している間に生じ

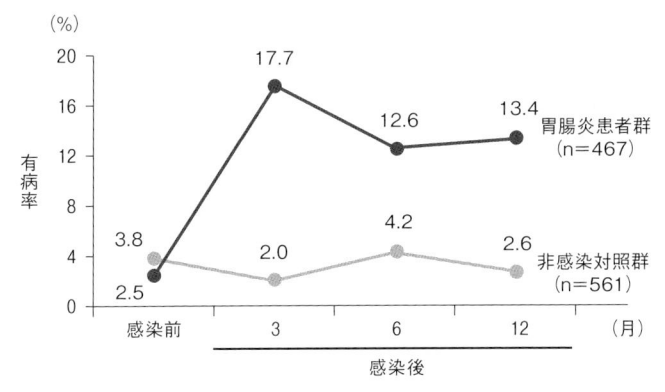

図1 サルモネラ胃腸炎患者群と非感染対照群のディスペプシア有病率

（文献5より）

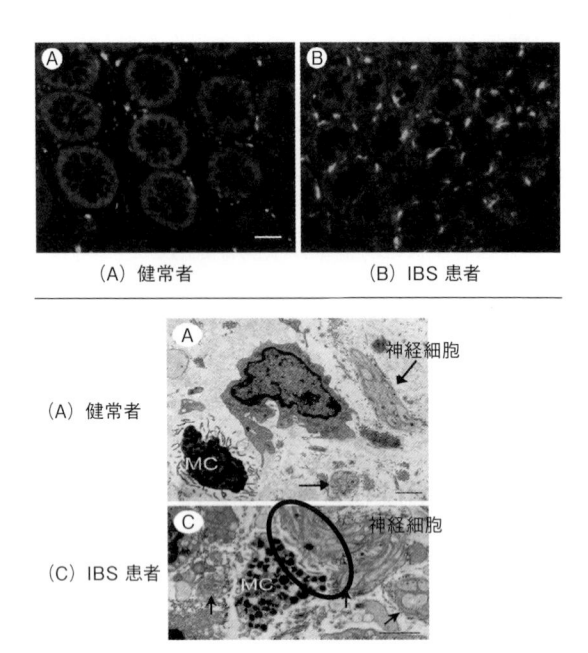

図2 感染後IBS患者

上：IBSの患者ではmast cellが有意に増加している。　　　　　　【カラー図譜p.8参照】
下：IBSの患者では腸管のmast cellと神経細胞とが近接している。　　　（文献6より）

た粘膜内炎症細胞浸潤と神経細胞とのネットワークに異常が生じたためか不明である。

　FDに関しては，粘膜炎症とFD症状との間の検討が進んでいるのは十二指腸粘膜についてである。Kindtらは，十二指腸におけるマクロファージの遊走が感染後FD症状に関連していると報告している[8]。彼らの報告によれば，感染後FD患者の十二指腸粘膜内においては，非感染後FD患者と比較して有意にマクロファージの浸潤が増加しており，一方でCD4陽性細胞は逆に減少していた[8]。我々の検討でも，感染後FD患者の十二指腸粘膜の炎症細胞浸潤のスコアが健常者に比較して有意に高く，マクロファージとeosinophilの有意な増加を認めた（**図3**）[9]。さらに詳細な検討において，十二指腸粘膜局所にマクロファージのマーカーであるCD68と炎症性サイトカインのMCP-1のレセプターであるCCR2の両者が陽性であるCD68+/

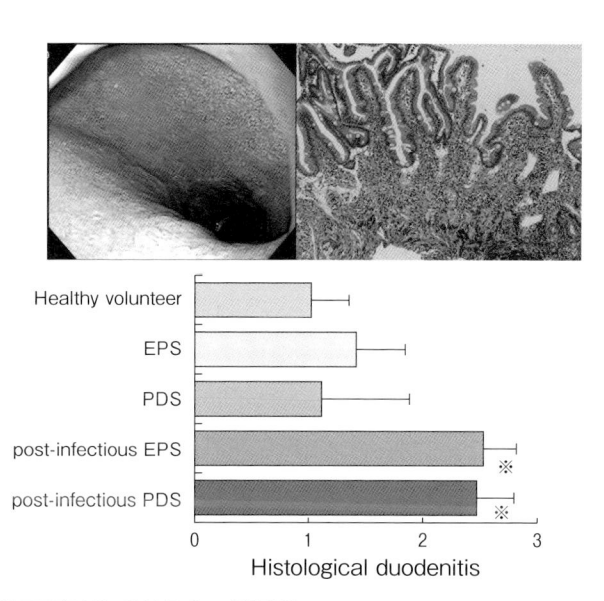

3. FDの病態は機能性疾患ですべて説明できるか？　粘膜炎症から考える

図3　感染後FD患者における十二指腸炎
EPS：心窩部痛症候群，PDS：食後愁訴症候群　　　（文献9より）【カラー図譜 p.8 参照】

　CCR2+細胞の有意な増加が認められており，活性化したマクロファージの浸潤が感染後FDの十二指腸粘膜に観察されていることが判明した[9]。
　これらの報告から，FDの責任臓器として，胃粘膜だけでなく十二指腸粘膜も重要な場であるといえよう。確かに，FDのRome Ⅲ分類では上腹部を中心とした愁訴になるのであるが，十二指腸も1つの責任臓器として捉える考え方もある。我々のデータでも，感染後FD患者の十二指腸と胃粘膜の両方の生検組織の評価を行っているが，通常のFD患者と比較して，胃粘膜の炎症が強かったということはなかった。少数例の検討ではあるが，胃粘膜における知覚神経の分布範囲は十二指腸に比較して深く，*H. pylori*をはじめとする炎症惹起物質による粘膜の炎症と知覚神経との物理的距離が比較的離れており，これが胃粘膜の炎症とFD症状とが必ずしも一致しない1つの要因ではないかと考えている。我々は最近，感染後FGIDの検討のためリポポリサッカライド（LPS）前投与，ウロコルチン脳槽内投与ラットの検討を行っている。LPSを腹腔内投与した1週間後に，胃・大腸粘膜に

図4

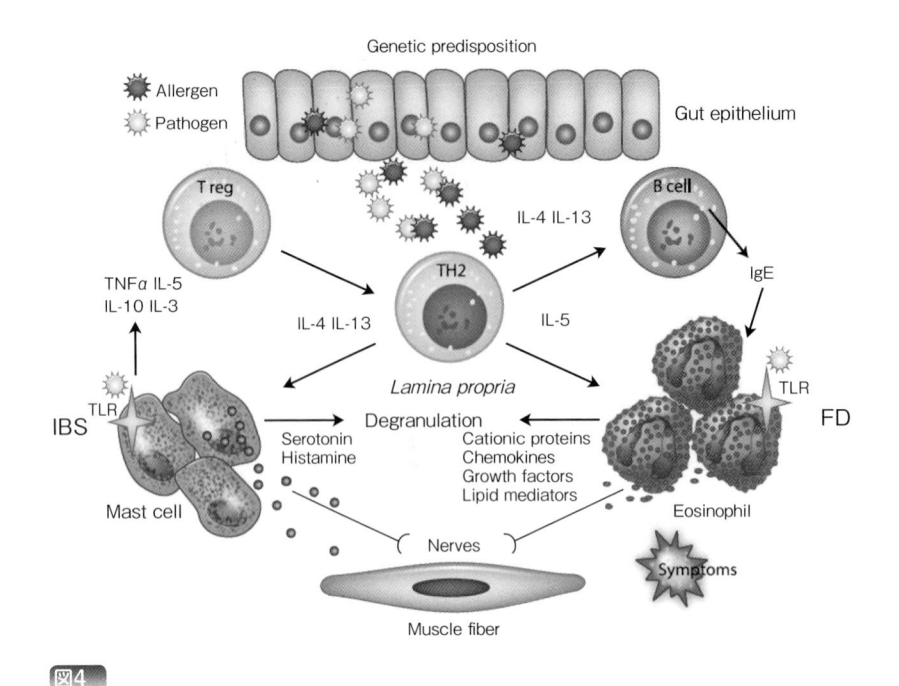

(Walker MM et al: Curr Gastroenterol Rep 13: 323-330, 2011 より)

おいて，消化管粘膜内の好酸球浸潤が増加していることがわかっている。このモデルにおいては，胃運動能と小腸通過時間との間にはparadoxicalな関係が認められていた。こうした結果から考えると，同じ炎症惹起物質であっても，消化管の部位において運動能に差異が認められ，興味深い。

おわりに

　感染後IBSの炎症細胞の主役はmast cellであるとされており，一方でFD患者ではeosinophilであるとされている（**図4**）。一部のFGID患者では，これらの炎症細胞が旗振り役となり，粘膜炎症を惹起してFGIDの病態を形成していると考えられる。そうすると，両者の症状を併せ持つoverlap syndromeなどでは，両方の細胞が関与しているのかなど，明らかにされなければならない問題も数多く残されている。

参考文献

1) Moayyedi P et al: Eradication of Helicobacter pylori for non-ulcer dyspepsia. Cochrane Database Syst Rev, CD002096, 2006
2) Jin X, Li YM: Systematic review and meta-analysis from Chinese literature: the association between Helicobacter pylori eradication and improvement of functional dyspepsia. Helicobacter 12: 541-546, 2007
3) Sugano K: Should we still subcategorize Helicobacter pylori-associated dyspepsia as functional disease? J Neurogastroenterol Motil 17: 366-371, 2011
4) Spiller RC: Role of infection in irritable bowel syndrome. J Gastroenterol 42 Suppl 17: 41-47, 2007
5) Mearin F et al: Dyspepsia and irritable bowel syndrome after a Salmonella gastroenteritis outbreak: one-year follow-up cohort study. Gastroenterology 129: 98-104, 2005
6) Barbara G et al: Activated mast cells in proximity to colonic nerves correlate with abdominal pain in irritable bowel syndrome. Gastroenterology 126: 693-702, 2004
7) Dunlop SP et al: Distinctive clinical, psychological, and histological features of postinfective irritable bowel syndrome. Am J Gastroenterol 98: 1578-1583, 2003
8) Kindt S et al: Intestinal immune activation in presumed post-infectious functional dyspepsia. Neurogastroenterol Motil 21: 832-e56, 2009
9) Futagami S et al: Migration of eosinophils and CCR2-/CD68- double positive cells into the duodenal mucosa of patients with postinfectious functional dyspepsia. Am J Gastroenterol 105: 1835-1842, 2010

III FDの病態

4 FDの病態は機能性疾患で解決されるのか？ 腸管神経炎症・変性から考える

藤川 佳子　富永 和作　荒川 哲男

はじめに

　機能性ディスペプシア（functional dyspepsia: FD）は，器質的な組織（粘膜）傷害を認めないにもかかわらず，上腹部症状を呈する疾患として定義されている。FDの病態生理としては，遺伝・環境・精神心理学的要因を背景にした内臓知覚過敏性や消化管運動機能異常を主とした消化管機能異常とされ，機能性消化管疾患の1つとして位置付けられている。一方，消化管運動や分泌などの生理機能は，一般に中枢神経系（central nervous system: CNS）からのシグナルが自律神経系を介して腸管神経系（enteric nervous system: ENS）へと伝わり，ENSが腸管平滑筋や分泌細胞を調節することによって司られている。ENSとは粘膜下神経叢と筋層間神経叢とを合わせたものから成り立ち，これら消化管神経叢は腸管神経細胞と腸管グリア細胞（enteric glial cells: EGC）の2種の細胞で構成されている（図1）。これらの2つの細胞は，中枢神経領域における脳と類似の電気生理学的機能を有しているため，たとえ介在する自律神経系が切断されても消化管機能を維持できるとされている。このことから，ENSは"セカンドブレイン"とも呼ばれている[1]。

　消化管の運動生理機能は腸管神経が中心的役割を担い，EGCは腸管神経の周囲を取り巻く構成装置，つまり支持的役割を担う細胞と従来考えられていた。しかし，近年の研究では，EGCは腸管上皮細胞の分化増殖促進作用，粘液分泌に伴う粘膜バリアの保護作用に加え，神経伝達物質を介して腸管神経とコミュニケーションする（できる）作用を有していることが判明してきた。つまり，消化管運動機能の調節から腸管神経再生など，EGCには

4. FDの病態は機能性疾患で解決されるのか？ 腸管神経炎症・変性から考える

中枢神経系
（CNS）

交感神経系
胸髄
：抑制的作用

副交感神経系
延髄（迷走神経核），仙髄
：促進的作用

＜自律神経＞

（節前線維：ACh）

交感神経節

（節後線維：ノルアドレナリン）　（節前線維：ACh）

腸管神経系
（ENS）

分泌細胞
血管

粘膜
粘膜筋板
輪走筋
縦走筋

粘膜下神経叢
（Meissner plexus）

平滑筋の弛緩・収縮

筋層間神経叢
（Auerbach plexus）

腸管神経細胞（神経節細胞）　　　神経伝達物質
・興奮性ニューロン：ChAT　→　アセチルコリン（ACh）
・抑制性ニューロン：NOS, VIP　→　NO, VIP, ATP
・感覚ニューロン（IPAN）　→　CGRP

腸管グリア細胞

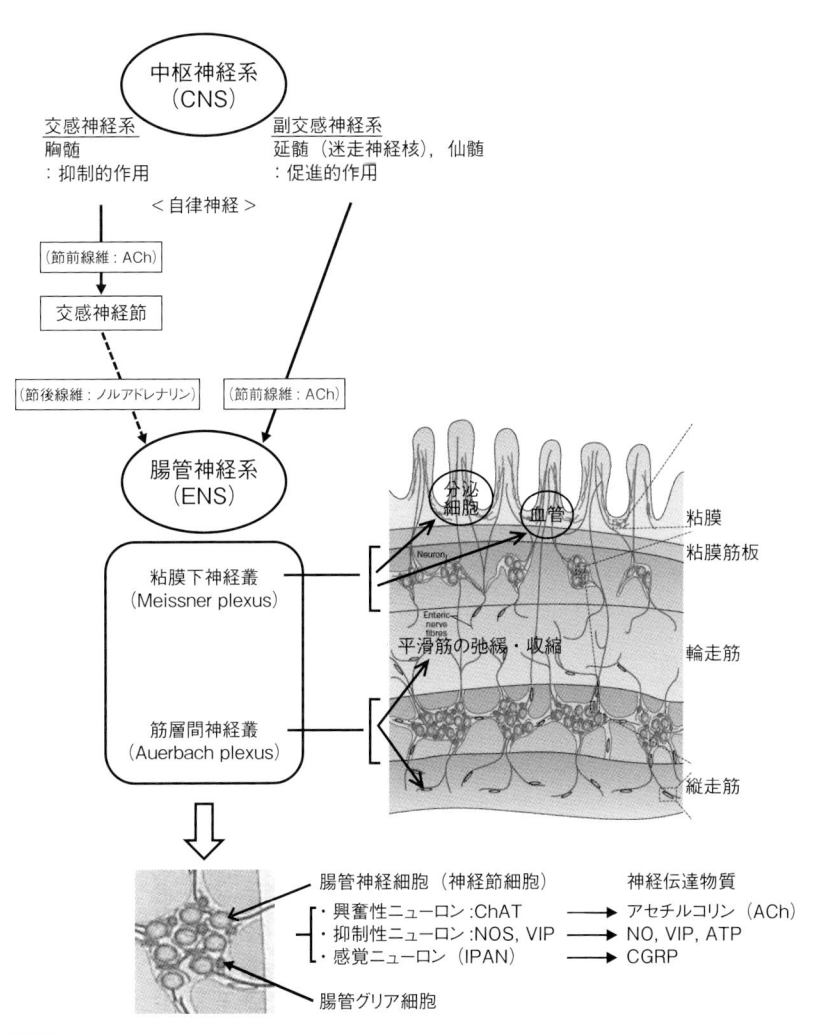

図1 腸管神経系（enteric nervous system: ENS）

独自の生理的機能や統括的役割が存在することが明らかとなり，EGCそのものが消化管の恒常性維持に重要な役割を担うことがわかってきたのである[2]。

　ENSが消化管の運動生理機能を制御する重要な末梢システムであることを考慮すると，機能性消化管疾患であるFDの病態として，ENSの障害，つまり腸管神経やEGCの変化（傷害や変性）が起きている可能性も十分推測できる。言い換えると，マクロの組織（粘膜）傷害性を示さないと定義されるFDの病態も，組織深部でのミクロな追究を行うと，組織（細胞）傷害性や変性が存在し病態形成に関与する可能性が推察されるのである。本項においては，FDの病態に関連する微小炎症やストレス環境が，腸管神経やEGCに与える影響，また運動機能の面ではFD類似病態であるgastroparesisとENSの関連について概説する。

組織炎症とENS

　FDの病態は胃・十二指腸に症状が由来したものであるとの定義を鑑み，その上で炎症との関連性となると，*Helicobacter pylori*（*H. pylori*）感染については避けては通れない。では，*H. pylori*感染による胃の組織（粘膜）炎症は，ENSにまで影響を及ぼすのであろうか。この観点で論じる場合，臨床検体の入手，評価の困難さから，どうしても動物を用いた基礎研究報告が中心となる。マウスを用いた研究で，従来，胃粘膜表層（粘液）部で展開される*H. pylori*感染が慢性的炎症にまで進行すると，筋層間神経叢での興奮性ニューロンからのアセチルコリンの放出を減少させ，抑制性ニューロンの血管作動性小腸ペプチド（vasoactive intestinal peptide: VIP）は増加し，これら両者の変化が相まって電気刺激による胃前庭部弛緩反応が増強するとされている。また，感覚神経ペプチドであるsubstance P（SP）や，カルシトニン遺伝子関連ペプチド（calcitonin gene-related peptide: CGRP）も増加することが報告されている[3]。臨床的には，*H. pylori*陽性のFD患者の胃前庭部粘膜ではSPやCGRPが増加し，これらの変化は胃内バルーン伸展に対する閾値の低下に関連していたことも報告されている[4]。しかしながら胃運動機能に対する*H. pylori*感染の影響は，運動亢進や遅延など様々な報告があり，一概に低下だけとは言えないようである。いずれにおいても，*H. pylori*感染による組織炎症の波及は，ENSを介した胃運動機能や物理

的刺激に対する知覚に対しても影響を与えることは事実なのかもしれない。

また新生児期において，胃内に一過性の化学的炎症物質の曝露を受けたラットは，成人期に胃の感覚神経閾値は低下し，物理的刺激に対する知覚過敏性を示したこと[5]，同様の炎症曝露後では低濃度の塩酸に対して知覚過敏性を示したことも報告されている[6]。このように*H. pylori*感染や，微小かつ軽度の組織炎症は，腸管神経系での反応性変化を惹起させ，胃運動機能障害や内臓知覚過敏性の原因となることが示されている。

変性疾患とENS

Gastroparesisとは，種々の疾患において消化管，特に胃に現れる身体所見の1つであるが，本邦の臨床現場で遭遇することは稀かもしれない。しかし，機械的閉塞がないにもかかわらず胃排出遅延を呈し，嘔気・嘔吐，早期飽満感・食後膨満感などの症状を同時に認める点においては，FDと類似の症候であるのかもしれない。Gastroparesisの原因の多くは特発性であるが，その一部は糖尿病やパーキンソン病（Parkinson disease: PD）などの全身性疾患に合併し，その機序としてENSの変性・傷害が報告されている[7]。

ストレプトゾトシンを用いた糖尿病モデルラットでは，糖尿病発症早期から腸管神経細胞数の減少，軸索腫脹のような構造的変化が報告されており，この変化は興奮性ニューロンよりも抑制性ニューロンに有意に多く認められている。臨床的にも糖尿病患者の大腸生検組織において，neuronal nitric oxide synthase（nNOS）ニューロンの減少が報告されている。この神経細胞傷害のメカニズムとして，高血糖による神経細胞のアポトーシス誘導，神経栄養因子の低下，過剰な活性酸素による神経細胞変性によるものとされ，nNOS発現の低下に伴うNO産生低下は，胃適応性弛緩反応障害や胃排出遅延に関与していると考えられている[8]。また同様のモデルラットでは，糖尿病後期においては，胃前庭部のグリア細胞の減少と胃排出遅延が確認されており，EGCも糖尿病性gastroparesisの病態に関与することが示唆されている[9]。

一方，神経変性疾患であるPDは，中脳黒質のドーパミン神経細胞にレビー小体（細胞内封入体）が蓄積することによって，進行性の神経細胞変性が起こり，四肢の運動症状（安静時振戦，筋固縮，無動など）を呈する

疾患である。PD患者の約30%は消化器症状を有しており、特に口腔内乾燥、嚥下困難、胸やけ、飽満感、便秘・排便異常は頻度が高く、これらは振戦などの四肢の運動症状などよりも早期に出現することが特徴的とされる[10]。

未治療の早期PD患者（罹病期間範囲0.3〜2.5年）の胃排出能を^{13}C酢酸呼気試験で測定したところ、健常者より有意に胃排出能が遅延しており、既に治療を受けているPD患者（罹病期間範囲3〜31年）の胃排出能と差が認められなかったことも報告されている[11]。この胃運動機能異常は、レビー小体の主要な構成成分である α-シヌクレインというタンパク質が、両神経叢（マイスナー神経叢、アウエルバッハ神経叢）にも沈着することが原因と考えられており、特に食道や胃は消化管の中でも沈着しやすいことがPD患者の剖検結果などから明らかとなっている。さらにPDの動物モデルにおいては、十二指腸や回腸の筋層間神経節の神経細胞に α-シヌクレイン沈着が増加していただけでなく、EGCの増加（gliosis）とEGC内部にも α-シヌクレイン沈着が認められていたのである[12]。さらには、PD患者の大腸生検組織において、グリア細胞のマーカーであるGFAP（グリア線維性酸性タンパク質）発現が増加していたことも最近報告され注目を集めている[13]。このように、高血糖による酸化ストレスや神経変性疾患の原因物質の沈着も、ENSの変性・機能障害を引き起こし、その結果、消化器症状が誘発されることも判明してきたのである。

全身性ストレスとENS

消化管機能障害と身体的・精神的ストレスは密接に関連し、FD患者は抑うつや不安が強く、日々の生活の中で何らかのストレスを強く感じていることなどは既に報告されている[14]。これらの患者背景として、幼少期に虐待等のストレスを経験していることも多く、この幼少期からの慢性ストレスが成人期における腹部症状の出現に関与している可能性も示唆され、発症あるいは病態形成において特徴的であるともいえる。

動物実験において、全身性のストレス負荷は内臓知覚過敏性や胃排出能異常を引き起こすことが証明されているが、実際に消化管機能を中心的に司るENSに対して、ストレスがどのように影響しているかは不明な点が多い。一方、CNSに存在するグリア細胞としてアストロサイトやミクログリ

アが知られているが，精神科領域ではこれらグリア細胞が精神的ストレス負荷により増殖し形態変化を示し，うつ病の病態に重要であることが示されつつある[15]。これら一連の知見からすると，ENSにおいても全身性ストレスが消化管のグリア細胞に影響する可能性が推察される。

　そこで我々は，幼少期慢性ストレスとして母子分離ストレス（maternal separation: MS），成人期急性ストレスとして水浸ストレス（acute stress: AS）を用い，Wistar系雄性ラットの幼少期や成人期に各種の全身性ストレス負荷を行い，胃の筋層間神経叢のwhole mount標本を作製しEGCの形態変化について検討した。コントロール群での胃のEGCは腸管神経を取り囲むように存在しており，そのわずか一部においてのみ，腸管神経細胞体に向かって突起を伸ばしていていることが観察された（図2）。一方，成人期にのみASを受けた群のEGCは，腸管神経を覆うようにEGC突起を伸展させるという形態変化を示した。この変化は，幼少期のみMSを受けた群にも同程度認められたが，幼少期と成人期の両方にストレスを受けた（MS+AS）群ではさらに増強されていた。つまり，ストレス強度あるいはストレス負荷時期によって，EGC突起形態変化は異なることが示されたのである。興味深いことに，MSを受けたラットでは，EGC突起の先端が木の葉様（leaf-like）に膨化するという変化も認められ，MS+AS群ではleaf-like突起数の割合がさらに増加していた。このようなEGCの形態変化を示していたラットの胃排出能をフェノールレッド法で調べたところ，MS+AS群で有意に胃排出能遅延を認めた。これらの結果から，全身性ストレスはENS特にEGCに影響を及ぼし，さらに幼少期での慢性ストレスが，特にEGC突起形態変化や成人期で現れる機能変化に関与する可能性が示唆される。

　FDにおいて，今回の結果で示すようなmicro-organic glial changeが，幼少期からの慢性ストレスにより引き起こされ残存していることが，成人期で受ける二次的ストレス時での消化管機能変化および症状発現に関与しているのではないかと推察している。しかしながら，このようなEGCの変化がENS機能にどのような機序を介して影響したのかについては明らかでない。CNSにおいて神経とグリア細胞は，神経前終末と神経後要素とグリア細胞突起の3つのpartによって，tripartite system（図3）[16]を形成し，グルタミン酸，ATP，サイトカインなどの神経伝達物質やグリア伝達物質を

■ Ⅲ FDの病態

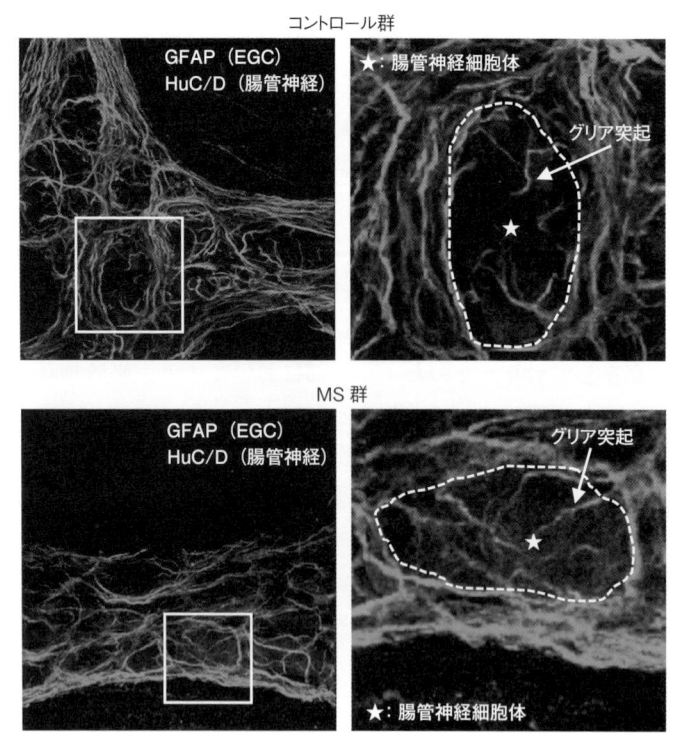

図2 ラット胃筋層間神経叢

【カラー図譜 p.9 参照】

分泌し，双方向性の情報伝達を介してシナプス機能を維持している．ENSでも同様に腸管神経とEGCは相互コミュニケーションを行い，ENSの機能を保つことから，ストレス環境下で示されたEGCの突起変化は，腸管神経に対して何らかのシグナル伝達を行い，腸管神経の機能を修飾している可能性が想定される．

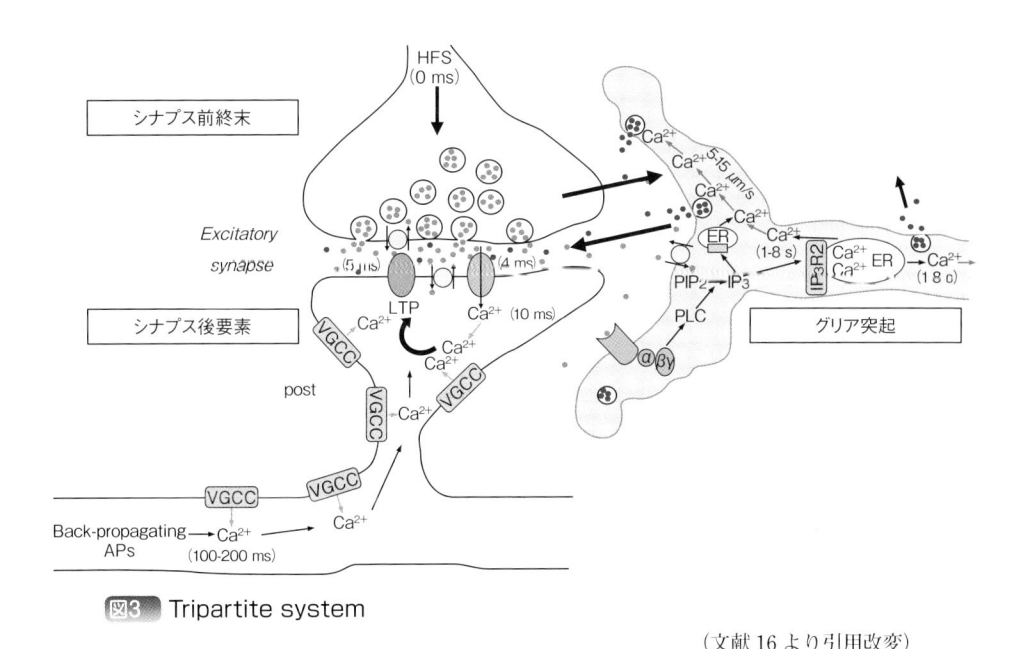

4. FDの病態は機能性疾患で解決されるのか？　腸管神経炎症・変性から考える

図3 Tripartite system

（文献16より引用改変）

おわりに

　慢性炎症やストレスなどとFD病態との関連性において，病態を形成するにあたっての重要な因子は消化管粘膜だけではなく，さらに深層に存在するENSである可能性も示唆されつつある。特に近年研究が進んでいるEGCは，腸管内の環境変化に対して，自己増殖能や機能変化（reactive gliosis）を示すことが知られており，炎症性腸疾患などの炎症性消化器疾患のみならず，糖尿病・PDなどの変性疾患の病態と関与することも明らかとなってきている。したがって，FDにおいてもPDのような変性物質の蓄積の可能性，つまり変性疾患の1つとして捉える局面も必要であろう。内視鏡的に器質的異常が認められない機能性疾患として理解されているが，それは過去の"おとぎ話"に過ぎず，ENSにおける腸管神経やEGCの炎症，変性に由来するmicro-organic diseaseとして捉えるべき時代が訪れるのかもしれない。

参考文献

1) Furness JB: The enteric nervous system and neurogastroenterology. Nat Rev Gastroenterol Hepatol 9: 286-294, 2012
2) Gulbransen BD, Sharkey KA: Novel functional roles for enteric glia in the gastrointestinal tract. Nat Rev Gastroenterol Hepatol 9: 625-632, 2012
3) Bercík P et al: Immune-mediated neural dysfunction in a murine model of chronic Helicobacter pylori Infection. Gastroenterology 123: 1205-1215, 2002
4) Mönnikes H et al: Gastric perception thresholds are low and sensory neuropeptide levels high in helicobacter pylori-positive functional dyspepsia. Digestion 71: 111-123, 2005
5) Liu LS et al: A rat model of chronic gastric sensorimotor dysfunction resulting from transient neonatal gastric irritation. Gastroenterology 134: 2070-2079, 2008
6) Lamb K et al: Gastric inflammation triggers hypersensitivity to acid in awake rats. Gastroenterology 125: 1410-1418, 2003
7) Horowitz M et al: Gastroparesis: prevalence, clinical significance and treatment. Can J Gastroenterol 15: 805-813, 2001
8) Yarandi SS, Srinivasan S: Diabetic gastrointestinal motility disorders and the role of enteric nervous system: current status and future directions. Neurogastroenterol Motil 26: 611-624, 2014
9) Qi R et al: Role of enteric glial cells in gastric motility in diabetic rats at different stages. J Huazhong Univ Sci Technolog Med Sci 33: 496-500, 2013
10) Marrinan S et al: Delayed gastric emptying in Parkinson's disease. Mov Disord 29: 23-32, 2014
11) Tanaka Y et al: Is there a delayed gastric emptying of patients with early-stage, untreated Parkinson's disease? An analysis using the 13C-acetate breath test. J Neurol 258: 421-426, 2011
12) Pan-Montojo F et al: Progression of Parkinson's disease pathology is reproduced by intragastric administration of rotenone in mice. PLoS One 5: e8762, 2010
13) Clairembault T et al: Enteric GFAP expression and phosphorylation in Parkinson's disease. J Neurochem 130: 805-815, 2014
14) Tominaga K et al: Comparison of gastrointestinal symptoms and psychological factors of functional dyspepsia to peptic ulcer or panic disorder patients. Inflammopharmacology 15: 84-89, 2007
15) Rajkowska G, Miguel-Hidalgo JJ: Gliogenesis and glial pathology in depression. CNS Neurol Disord Drug Targets 6: 219-233, 2007
16) Agulhon C et al: Calcium Signaling and Gliotransmission in Normal vs. Reactive Astrocytes. Front Pharmacol 3: 139, 2012

Ⅳ FDの治療

1 病態・病型からみたFDの治療戦略は？

加藤 元嗣

はじめに

　器質的疾患を認めずディスペプシア症状を呈する疾患が機能性ディスペプシア（functional dyspepsia: FD）である。FDの定義として，2006年のRome Ⅲ基準が使われているが，わが国の臨床ではRome Ⅲ基準に該当するFDはかなり限定される[1]。日本消化器病学会の診療ガイドラインでは，症状の原因となる器質的，全身性，代謝性疾患がないにもかかわらず，慢性的に心窩部痛や胃もたれなどの心窩部を中心とする腹部症状を呈する疾患とFDが定義されている[2]。FD患者の訴える症状は多彩であり，その背景にある病態も非常に複雑である。また，治療に用いられる薬剤も多様であり，その使用も経験的に行われていることが一般であった。

FDで用いられる薬剤

　FDの治療目標は自覚症状の改善および消失，QOLの向上，病態に対する治療である。FD治療で注意しなければならない点は，プラセボ効果が非常に高いこととFDの時代的変遷である。FDではインフォームドコンセントのもとで十分な介入試験を行うことで，プラセボでも症状が緩解する。FD治療のプラセボ効果は5〜90％と報告によって様々であるが，その平均は56％である[3]。また，Rome Ⅱ以前でのFDやnon-ulcer dyspepsia（NUD）には，reflux-likeとして内視鏡陰性GERD（non-erosive gastroesophageal reflux disease: NERD）が含まれているので，NERDの含まれる割合が高いほど，GERDに対する治療効果に類似した成績になる。以上の点は，FDにおける臨床試験の評価を難しいものにしている。FDの治療では，FDの複

Ⅳ FDの治療

胃適応性弛緩異常
・セロトニン作動薬
・5-HT₁, 5-HT₄作動薬
・CCK-A拮抗薬（?）
・κオピオイド作動薬
・オクトレオチド
・NO薬
・漢方薬

心理的要因
・心理療法
・催眠療法

十二指腸胃逆流?

HP感染
*H. pylori*除菌薬

酸分泌
・PPI
・H₂受容体拮抗薬

胃排出遅延
・運動賦活薬
・漢方薬

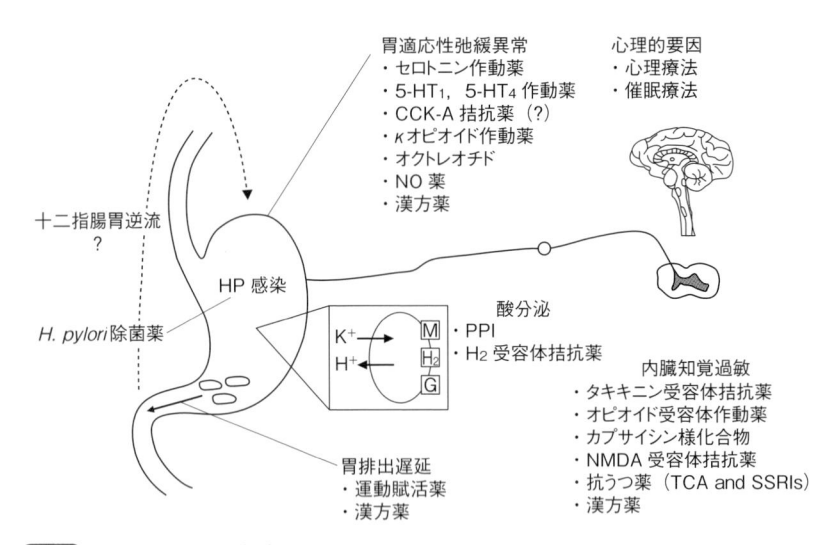

内臓知覚過敏
・タキキニン受容体拮抗薬
・オピオイド受容体作動薬
・カプサイシン様化合物
・NMDA受容体拮抗薬
・抗うつ薬（TCA and SSRIs）
・漢方薬

図1 FD治療薬と治療法

（文献4より改変引用）

雑な病態に対応するために経験的に様々な薬物や治療法が試みられている。それぞれの薬剤は，酸分泌の抑制，胃排出の促進，胃適応性弛緩の改善，内臓知覚過敏の適性化，心理学的改善，*Helicobacter pylori*（*H. pylori*）除菌などの作用が期待されている（図1）[4]。

1. 酸分泌抑制薬

ヒスタミンH₂受容体拮抗薬（H₂RA）は，FD患者に対する治療として第一選択として用いられてきた。プラセボ対照のRCT 12論文におけるメタ解析では，2183症例の対象でH₂RAによる症状全体の相対比は0.77で95%信頼区間は0.65-0.92と，H₂RAの有効性が示されている[3]。H₂RA投与で症状改善する割合は54%であった。他のメタ解析でも相対比は0.76（0.70-0.82）と同様な成績であった[5]。しかし，2000年より前の論文ではNERDが含まれている可能性があり，現在のRome Ⅲにそのまま当てはまらない。FD患者では酸分泌亢進が特異的ではないため，酸分泌抑制薬の作用機序は明確ではなく，酸感受性亢進や十二指腸の酸クリアランス異常に対する緩和作用とされている。十二指腸への酸曝露が胃知覚過敏や胃適応性弛緩異常を

誘発するので，酸分泌抑制薬はこの反射を正常化させてFD症状を改善させる可能性がある[6]。

プロトンポンプ阻害薬（PPI）は，基礎酸分泌およびガストリン刺激酸分泌に及ぼす抑制効果がH_2RAより強力で用量反応性も認められる。プラセボ対照のRCT 10論文におけるメタ解析では，3347症例で相対比は0.87（0.80-0.96）あった[3]。PPI投与による症状改善率は34%で，プラセボ投与による改善率は25%であった。*H. pylori*陰性で中等度以上のディスペプシア症状を対象としたCADET-HN研究では，PPI群がプラセボ群，消化管運動賦活薬群，H_2RA群のいずれより有意に症状改善効果を認めている[7]。わが国でもJ-FOCUS試験で同様な結果が示されている[8]。PPIとH_2RAを直接比較した試験は少ないが，メタ解析ではPPIとH_2RAには有意な差は認められていない[3]。

2. 消化管運動機能改善薬

消化管運動機能改善薬は酸分泌抑制薬と並んで，FDの第一選択薬として頻用されている。プラセボ対照のRCT 19論文における最近のメタ解析では，3178症例の対象で消化管運動賦活薬による症状全体の相対比は0.67で95%信頼区間は0.55-0.82であった[3]。消化管運動賦活薬で症状改善する割合は57%で，プラセボ投与では47%であった。しかし，出版バイアスの存在が否定できず，質の高い試験による検討では有意差を認めないとの報告もある[5]。

消化管運動機能改善薬には様々な機序を有する薬物が含まれる。わが国ではセロトニン5-HT_4受容体作動薬，ドパミンD_2受容体拮抗薬，オピオイドκ受容体刺激オピオイドμ拮抗薬，アセチルコリンエステラーゼ阻害薬がある（図2）[9]。これらの薬剤はアウエルバッハ筋層間神経叢の5-HT_4受容体に作用したり，アセチルコリン遊離を抑制する副交感神経節後線維のドパミンD_2受容体に拮抗することで，アセチルコリン遊離を促進して平滑筋運動を亢進させる。または，神経伝達物質アセチルコリンの分解酵素である末梢のアセチルコリンエステラーゼを阻害して，平滑筋運動を亢進させる。

シサプリドは世界中で使用された薬物であるが，致死的な不整脈との関連で2000年に市場から撤退した。5-HT_4受容体作動薬であるテガセロドは女性の便秘型過敏性腸症候群の治療薬として使用されているが，その胃排

Ⅳ FDの治療

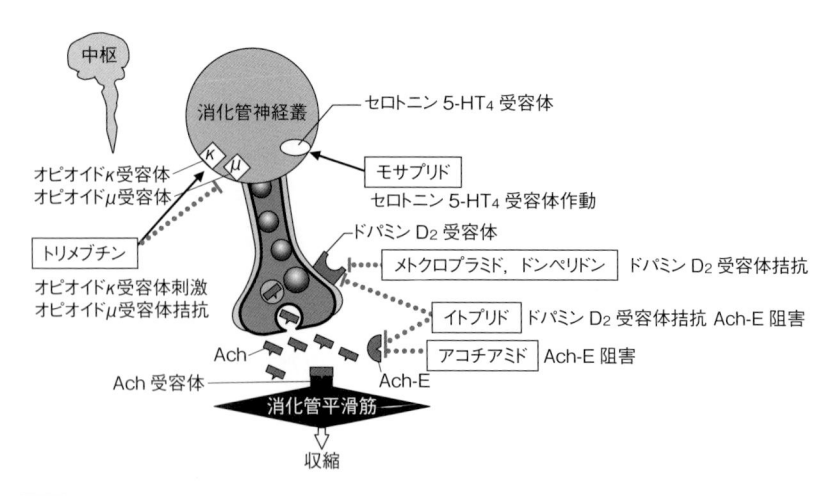

図2 消化管運動機能改善薬の作用機序
Ach：アセチルコリン，Ach-E：アセチルコリンエステラーゼ　　　　　　　（文献9より）

出亢進作用によるFD症状軽減が期待されたが，有用性は示せなかった[10]。5-HT$_3$受容体拮抗薬は，嘔吐中枢と求心性迷走神経に存在する5-HT$_3$受容体を阻害して結腸運動や内臓知覚に作用する。5-HT$_3$受容体拮抗薬であるアロセトロンは女性の下痢型過敏性腸症候群の治療薬であるが，臨床試験では女性のFD患者に有効性を示した[11]。しかし，虚血性腸炎や難治性便秘の副作用のため，その使用は制限されている。5-HT$_{1B}$受容体作動薬のスマトリプタンは胃穹窿部の弛緩作用，胃知覚閾値の上昇作用がみられるが，FD患者の症状改善効果は示されなかった[12]。モチリン作動薬はモチリン分泌細胞に作用し，モチリンの分泌を促進させるとともに平滑筋のモチリン受容体に直接作用して伝播性の空腹期収縮を惹起して胃排出を促進させる。しかし，モチリン作動薬のABT-229はFD症状には有効性を示せなかった[13]。唐辛子の辛味をもたらす主成分であるカプサイシンは，バニロイド受容体（VRI）に結合して鎮痛作用を有する。また，胃適応性弛緩においてカプサイシン感受性知覚神経は促進的に働くとされる。プラセボとの比較試験でカプサイシンは，わずかではあるがFD症状の改善を認めた[14]。

アセチルコリンエステラーゼ阻害薬であるアコチアミドは，欧州と日本

におけるプラセボ対照のランダム化比較試験でPDS症状に対して有意な改善効果が示された[15]。

3. 漢方薬

漢方薬は「証」の概念に基づいて，様々なディスペプシア症状に対して用いられている。すなわち，長い歴史の中で培われた経験的治療といえる。六君子湯はプラセボとの比較試験で腹部膨満感，げっぷ，嘔気などの改善を認め[16]，運動不全型の上腹部症状に対して多施設ランダム化試験にて有意な改善効果が示された[17]。Rome III基準のFD患者に対するランダム化試験では，総合評価の改善は六君子湯群で33.6％，プラセボ群では23.8％で有意差を認めなかったが，心窩部痛と食後膨満感は有意に改善させた[18]。動物やヒトにおける検討から，六君子湯には胃適応性弛緩に対する作用，胃排出促進作用，胃酸知覚過敏亢進抑制作用，グレリン分泌促進作用，ストレス性消化管機能障害改善作用などが確認されている。

4. *H. pylori* 除菌治療

FDの原因の1つとして*H. pylori*感染の関与が考えられ，FD症例を対象とした*H. pylori*除菌による介入試験が行われているが，それぞれ対象となるFD患者や研究方法が異なっており結果も一定していない[19]。さらに，Cochrane Systematic Reviewsでは17編の論文の3566例を検討して，やはり10％で*H. pylori*除菌により症状が改善したと報告している[20]。アジアでのメタ解析では欧米より高い効果が*H. pylori*除菌で得られているが，個々の試験のエビデンスレベルは低い[21]。*H. pylori*感染が胃・十二指腸運動や内臓知覚に与える影響については明確になっていないが，*H. pylori*感染に伴う慢性炎症はFD発症に関与していると考えられている。

5. 抗不安薬，抗うつ薬

FD治療として抗不安薬は国内では経験的に多用されるも，試験としての検討は海外を含めほとんどなされていない。抗うつ薬としてスルピリドは広く使用されてきているが，最近では選択的セロトニン再取り込み阻害薬（SSRI）の使用も増えてきている。FD患者では不定愁訴が多く，上腹部症状や食欲不振も抑うつ症状の一環として捉えることが可能である。抗うつ薬のFDにおける作用機序は明確ではないが，消化器症状にマスクされた抑うつ状態であれば，抗うつ薬が効果を発揮できる。

病型に基づくFD治療

　FDサブタイプには，心窩部痛，心窩部灼熱感を訴えるepigastric pain syndrome（EPS）と，食後の胃もたれ感，早期飽満感を訴えるpostprandial distress syndrome（PDS）がある。経験的にEPSに対しては酸分泌抑制薬，PDSに対しては消化管運動機能改善薬が第一選択薬として用いられることが多い（図3）[22]。これにH. pylori感染を加えた治療指針では，H. pylori陽性のFDは，H. pyloriの除菌治療が第一選択で，除菌によって症状の改善を認めない場合には，次に病型に分けて酸分泌抑制薬か消化管運動機能改善薬が用いられる。H. pylori陰性のFDでは，直ちに病型に応じて酸分泌抑制薬か消化管運動機能改善薬で治療する。第一選択薬で症状が改善しない場合には，次の治療として酸分泌抑制薬と消化管運動機能改善薬をスイッチする。それでも症状が改善しない場合には，次のオプションとして抗うつ薬などを試みる。

　FDは単一の疾患ではなく，様々な病態を有する症候群である。PDSは胃排出障害や胃適応性弛緩障害などの消化管運動異常が成因と考えられてきた。しかし，FD患者の胃排出遅延の頻度は20〜40%で[23-25]，半数以上の患者の胃排出は正常である。バロスタットや腹部超音波検査では，FD患者のおよそ40〜50%にしか胃適応性弛緩障害が認められていない[26,27]。PDSの病態は消化管運動異常ですべてを説明できない。

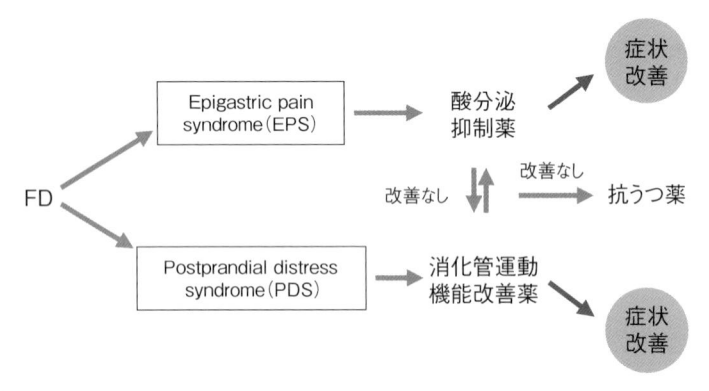

図3　病型に基づく治療方針

1. 病態・病型からみた FD の治療戦略は？

　最近，胃もたれ感，早期飽満感などの症状が，胃酸と関係することが報告された。健常成人で十二指腸への酸曝露が，心窩部痛だけではなく，胃もたれ感などの症状を惹起した[28]。また，酸曝露によって胃適応性弛緩異常が生じ，胃の伸展刺激に対する感受性が高まることも示された。わが国でも，健常成人の胃内に水あるいは酸を注入して起こる症状についての検討では，酸注入によって胃もたれや腹部膨満感が誘発された[29]。したがって，PDS，EPS のサブタイプに関わらず，胃酸や消化管運動異常は互いにリンクして FD の病態に関与すると考えられる。

病態に基づく FD 治療

　FD は様々な病態を有する疾患であるので，その病態に応じて薬物を選択するのが理想である。FD の病態を簡便に検査する方法が確立していないため，実地臨床では病態に応じた治療は困難である。
　そこで，我々は飲水試験と体外式超音波法とを組み合わせて，同時に胃拡張能，胃排出能，胃知覚を評価できる飲水超音波検査を開発した[30]。飲水超音波検査は低侵襲で検査時間が約20分と外来検査としても応用が利き，

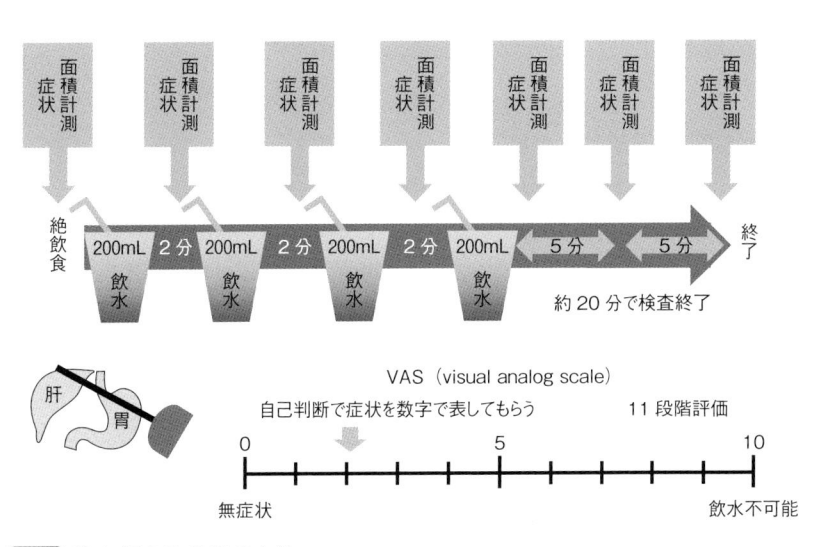

図4 飲水超音波検査の方法

Ⅳ FDの治療

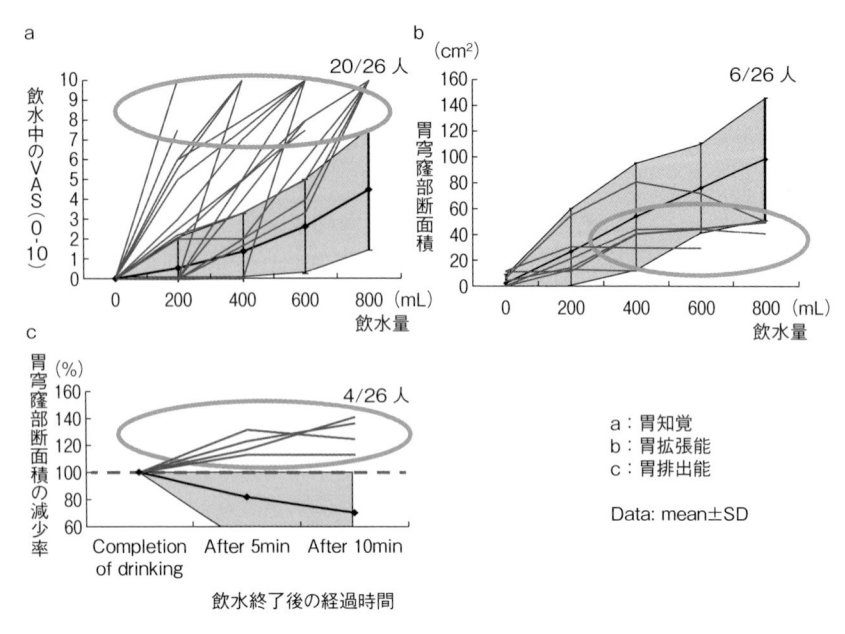

図5 飲水超音波検査の異常値

a：胃知覚
b：胃拡張能
c：胃排出能

Data: mean±SD

　飲水超音波検査の結果によって，被験者の病態を胃拡張能異常，胃排出能異常，胃知覚異常，正常の4つに分類することができる[31]。飲水超音波検査の方法は，6時間以上の絶飲食で仰臥位を基本として，ストローで2分間ごとに200mLを合計800mL（検査開始8分後）飲水する。エコーにて近位胃が最大径で観察される箇所で，2分間の飲水ごとに胃穹窿部の断面積を測定し，同時に腹部症状をVAS（0〜10）にて評価した。飲水終了後は，さらに5分後，10分後に断面積を測定してその変化率を測定する（図4）。胃穹窿部断面積，VASは健常人の平均値±SDからはみ出す場合に異常，胃排出は10分後の排出率が0％の場合に異常と診断する（図5）。
　飲水超音波検査で病態を評価して有効な薬剤との関連を検討した成績では，胃拡張能異常群に対しては六君子湯，胃排出能異常群には消化管運動機能改善薬とPPI，知覚異常群にはPPI，正常群にはPPIと六君子湯が有効であった。したがって，飲水超音波検査で病態分類を行い，それぞれの病態

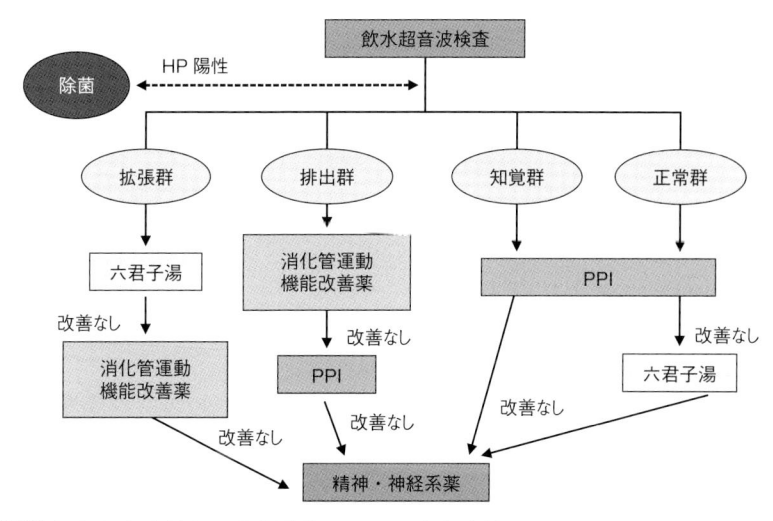

1. 病態・病型からみたFDの治療戦略は？

図6 飲水超音波検査の病態分類からみた治療方針

に最も有効な薬剤を第一選択薬として使う治療指針案を作成した（図6）。

保険適用に基づく治療方針

　わが国では2013年2月に，*H. pylori*感染胃炎に対して除菌治療の適用拡大がなされた。また，同年の3月にはFDにおける食後膨満感，上腹部膨満感，早期満腹感に対してアコチアミド塩酸塩水和物が保険適用となった。これはFDに対する世界で最初の適用薬剤である。また，両者とも最初に内視鏡検査を施行することが義務づけられた。したがって，ディスペプシア症状を有する患者に対する保険診療の手順が大きく変わったことになる（図7）。ディスペプシアを有する患者に対しては，最初に内視鏡検査を施行して器質的疾患あるいは*H. pylori*感染胃炎の診断を行う。*H. pylori*陰性の場合には，FDとしてアコチアミドによる治療を行う。*H. pylori*感染胃炎の場合には除菌治療を施行して，除菌成功後に症状が消失すれば*H. pylori*関連ディスペプシアとの診断となる。ディスペプシアが残存しているとFDとしてアコチアミドによる治療を行う。

　2014年に開かれたKyoto Global Consensus会議で，*H. pylori*感染胃炎は

Ⅳ FDの治療

```
            ディスペプシア症状
               │
    ┌──────────┼──────────┐
 器質的疾患 ←  │     内視鏡検査等
               │
    ┌──────────┴──────────┐
    ↓                      ↓
機能性ディスペプシア    H. pylori感染胃炎
    │                      │
    ↓          ┈┈┈┈→     ↓
アコチアミド               除菌
    ↑                 ┌────┴────┐
    │                 ↓          ↓
    │          ディスペプシア残存  ディスペプシア消失
    │                 ↓          ↓
    └───────── 機能性ディスペプシア  H. pylori関連
                                  ディスペプシア
```

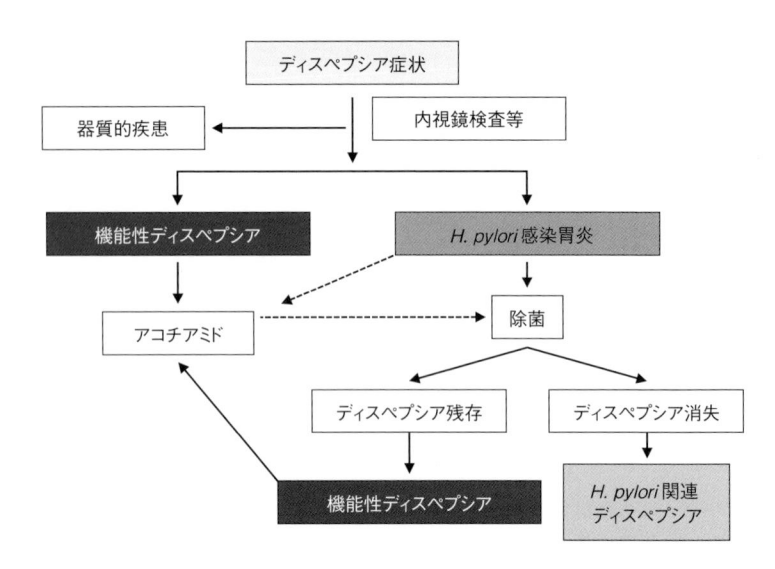

図7 保険適用に基づく治療方針

FDと診断する前に除外すべき器質的疾患として捉えることでコンセンサスが得られた。H. pylori感染胃炎は一部のFD患者の原因であり、H. pylori陽性のFDに対する最初の治療は除菌治療である。また、H. pylori除菌を施行した後、6〜12カ月経過して症状が消失または改善した場合にはH. pylori関連ディスペプシアと定義し、除菌後においても症状が持続する場合はFDと診断することとなった。

おわりに

　背景に様々な病態を有するディスペプシアの中から、それぞれの薬物や治療法が有効である症例を選択する作業は非常に困難である。RomeⅢのサブタイプは病態と治療法を分ける手段として考案されたが、症状と病態が必ずしも一致しないことが次第に明らかになってきている。今後は外来で簡便に行うことができる病態評価の検査法を開発することが重要となる。

参考文献

1) Tack J et al: Functional gastroduodenal disorders. Gastroenterology 130:1466-1479, 2006
2) 日本消化器病学会編：機能性消化管疾患診療ガイドライン 2014 －機能性ディスペプシア (FD), 南江堂, 東京, 2014
3) Moayyedi P et al: Pharmacological interventions for non-ulcer dyspepsia. Cochrane Database Syst Rev. CD001960, 2006
4) Cremonini F et al: Functional dyspepsia: drugs for new (and old) therapeutic targets. Best Pract Res Clin Gastroenterol 18: 717-733, 2004
5) Abraham NS et al: Systematic review: the methodological quality of trials affects estimates of treatment efficacy in functional (non-ulcer) dyspepsia. Aliment Pharmacol Ther 19: 631-641, 2004
6) Lee KJ et al: Influence of duodenal acidification on the sensorimotor function of the proximal stomach in humans. Am J Physiol Gastrointest Liver Physiol 286: G278-284, 2004
7) Veldhuyzen van Zanten SJ et al: A randomized trial comparing omeprazole, ranitidine, cisapride, or placebo in helicobacter pylori negative, primary care patients with dyspepsia: the CADET-HN Study. Am J Gastroenterol 100: 1477-1488, 2005
8) 三輪洋人ほか：日本におけるディスペプシア症状の現状と対策－日本人のディスペプシア症状は何が原因か－. 医学と薬学 60: 427-436, 2008
9) 馬場忠雄：消化管運動改善薬 塩酸イトプリドについて. 新薬と臨牀 50: 617-624, 2001
10) Talley NJ: Update on the role of drug therapy in non-ulcer dyspepsia. Rev Gastroenterol Disord 3: 25-30, 2003
11) Talley NJ et al: A dose-ranging, placebo-controlled, randomized trial of alosetron in patients with functional dyspepsia. Aliment Pharmacol Ther 15: 525-537, 2001
12) Boeckxstaens GE et al: The proximal stomach and postprandial symptoms in functional dyspeptics. Am J Gastroenterol 97: 40-48, 2002
13) Talley NJ et al: Effects of a motilin receptor agonist (ABT-229) on upper gastrointestinal symptoms in type 1 diabetes mellitus: a randomised, double blind, placebo controlled trial. Gut 49: 395-401, 2001
14) Bortolotti M et al: The treatment of functional dyspepsia with red pepper. Aliment Pharmacol Ther 16: 1075-1082, 2002
15) Altan E et al: Acotiamide, a novel gastroprokinetic for the treatment of patients with functional dyspepsia: postprandial distress syndrome. Expert Rev Gastroenterol Hepatol 6: 533-544, 2012
16) Tatsuta M, Iishi H: Effect of treatment with liu-jun-zi-tang (TJ-43) on gastric emptying and gastrointestinal symptoms in dyspeptic patients. Aliment Pharmacol Ther 7: 459-462, 1993
17) 原澤茂ほか：運動不全型の上腹部愁訴 (dysmotility-like dyspepsia) に対する TJ-43 六君子湯の多施設共同市販後臨床試験－二重盲検群間比較法による検討. 医学のあゆみ 187: 207-229, 1998

18) Suzuki H et al; Rikkunshito study goup: Randomized clinical trial: rikkunshito in the treatment of functional dyspepsia--a multicenter, double-blind, randomized, placebo-controlled study. Neurogastroenterol Motil 26: 950-961, 2014
19) Suzuki H et al: Therapeutic strategies for functional dyspepsia and the introduction of th Rome III classification. J Gastroenterol 41: 513-523, 2006
20) Moayyedi P et al: Eradication of Helicobacter pylori for non-ulcer dyspepsia. Cochrane Database Syst Rev: CD002096, 2006
21) Jin X, Li YM: Systematic review and meta-analysis from Chinese literature: the association between Helicobacter pylori eradication and improvement of functional dyspepsia. Helicobacter 12: 541-546, 2007
22) Talley NJ: Dyspepsia: management guidelines for the millennium. Gut 50 Suppl 4: iv72-78, 2002
23) Quartero AO et al: Disturbed solid-phase gastric emptying in functional dyspepsia: a meta-analysis. Dig Dis Sci 43: 2028-2033, 1998
24) Stanghellini V et al: Risk indicators of delayed gastric emptying of solids in patients with functional dyspepsia. Gastroenterology 110: 1036-1042, 1996
25) Sarnelli G et al: Symptoms associated with impaired gastric emptying of solids and liquids in functional dyspepsia. Am J Gastroenterol 98: 783-788, 2003
26) Gilja OH et al: Impaired accommodation of proximal stomach to a meal in functional dyspepsia. Dig Dis Sci 41: 689-696, 1996
27) Kindt S, Tack J: Impaired gastric accommodation and its role in dyspepsia. Gut 55: 1685-1691, 2006
28) Lee KJ et al: Dyspeptic symptoms associated with hypersensitivity to gastric distension induced by duodenal acidification. J Gastroenterol Hepatol 21: 515-520, 2006
29) Miwa H et al: Generation of dyspeptic symptoms by direct acid infusion into the stomach of healthy Japanese subjects. Aliment Pharmacol Ther 26: 257-264, 2007
30) Hata T et al: Comparison of gastric relaxation and sensory functions between functional dyspepsia and healthy subjects using novel drinking-ultrasonography test. Digestion 87: 34-39, 2013
31) Kato M et al: Pathophysiological classification of functional dyspepsia using a novel drinking-ultrasonography test. Digestion 82: 162-166, 2010

IV FDの治療

2 日本のガイドラインからみたFDの一般的推奨治療とは？

大島 忠之　　三輪 洋人

はじめに

　機能性ディスペプシア（FD）が保険診療病名となり，これを保険適用とした薬剤が登場したことによって本疾患は注目されるようになり，これまで治療に難渋していた医療者や適切な治療を受けられず困っていた患者にとって福音となった．本項では，最近発刊された『機能性消化管疾患診療ガイドライン2014－機能性ディスペプシア（FD）』をもとに，現在推奨される治療法とその限界について概説する．

ガイドライン作成

　まず初めに，2014年4月に発刊された『機能性消化管疾患診療ガイドライン2014－機能性ディスペプシア（FD）』について簡単に解説する．ガイドラインの作成は，日常の医療水準を向上させるために重要な作業である．今回このガイドライン作成に用いられたシステムは，GRADE（Grading of Recommendations, Assessment, Development and Evaluation）システムと呼ばれている．本システムでは，「エビデンスの質に関する判断」と「推奨の強さに関する判断」が分離されていることを特徴とし，エビデンスの質が高くても望ましい効果と望ましくない効果のバランス，患者の価値観や好みおよびコストによって推奨度が変化する．すなわち，より患者の立場に立ったガイドラインとなっている．

　また，論文のエビデンスあるいはガイドラインの推奨度の解釈にあたり知っておくべきこととして，論文によるエビデンスは，あくまである一定の患者集団で検出された結果であり，必ずしも日常診療のすべての患者に

当てはまるものではないことである。すなわち，医療者は日常診療ですべてにおいてこのエビデンスやガイドラインに従うべきであるというものではないのである。少なくとも，これらエビデンスがあることを認識した上で，個々の患者に見合った日常診療をしていくことが肝要である。

診断から治療へ

FDの診断・治療体系としてまず重要となるのは，器質的疾患の除外である（図1）。採血検査，上部消化管内視鏡検査，腹部エコー検査，腹部CT

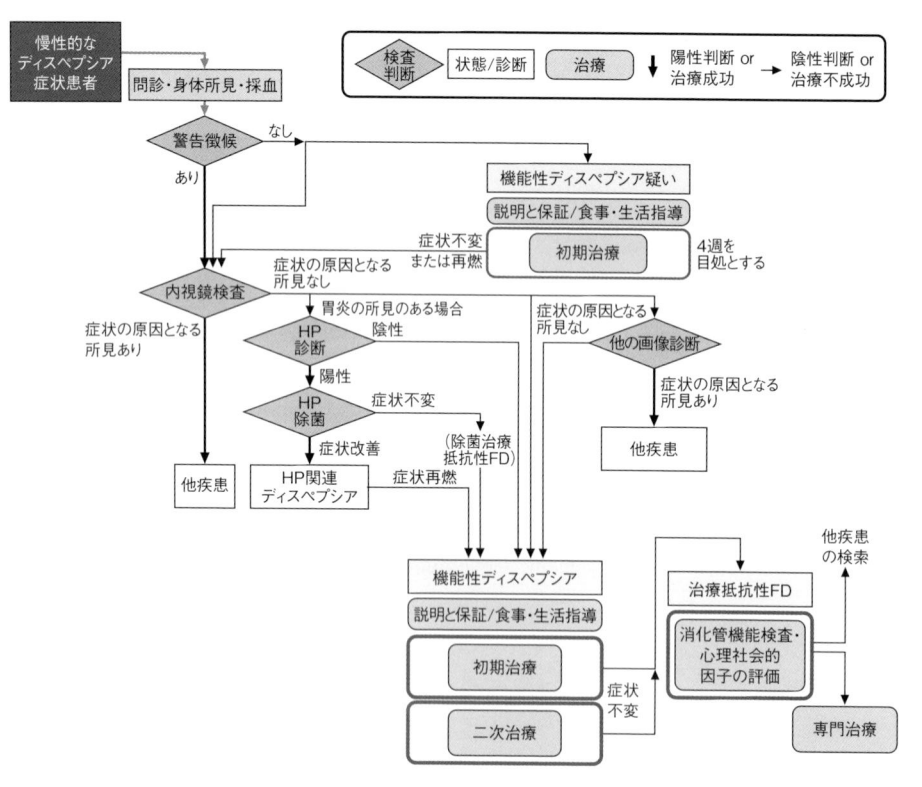

図1 診断と治療のフローチャート（全体像簡略版）
HP：*Helicobacter pylori*，FD：機能性ディスペプシア
（日本消化器病学会編：機能性消化管疾患診療ガイドライン2014－機能性ディスペプシア(FD), xviii, 2014, 南江堂より引用）

検査などで上腹部症状の原因となる器質的疾患を除外する。しかし，すべての医療現場ですべての検査を行うことが可能であるわけではないため，今回のガイドラインでは体重減少，再発性の嘔吐，出血，嚥下困難，高齢者などの警告症状がない場合には，まず4週間を目処に薬剤治療を行うことが許容されている。

次に，器質的疾患の除外にはやはり内視鏡検査が必要となっている。これは本邦において胃癌，Helicobacter pylori（H. pylori）感染が依然として多いことも影響している。これらの検査によって症状の原因となる器質的疾患がない場合には，胃炎の有無を検索し，胃炎がある場合にはH. pylori感染を確認する。H. pyloriが陽性の場合には，H. pylori除菌治療を考慮する。

*H. pylori*感染とFD

本邦においてこれまで慢性胃炎として診断・治療されてきた多くの患者は，今後，H. pylori感染胃炎とFDに分類して治療されていくべきであるとの考えがある（図2）。

H. pylori感染胃炎にディスペプシア症状が伴っている場合は，H. pylori感染が症状発生の原因である可能性があり，H. pyloriの除菌によって症状が改善する場合，それは機能異常ではなくH. pyloriによる炎症が原因であったことになる。これはすなわち，器質的疾患があったということになる。このような議論は，2014年1月にKyoto Global Conference for H. pyloriでなされ，今回のガイドラインにおいても，H. pylori除菌治療後6～12カ月以上症状が消失・改善している場合には，H. pylori関連ディスペプシアとし，

<これまで>　　　　　　　　　　<これから>

慢性胃炎 ｛ 組織学的胃炎　　　→　H. pylori 感染胃炎
　　　　　　形態学的胃炎
　　　　　　症候性胃炎　　　　→　機能性ディスペプシア
　　　　　　保険診療病名 "慢性胃炎"

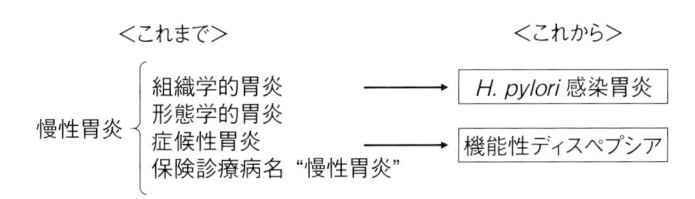

図2 これからの慢性胃炎

これまでひとまとめに扱われていた慢性胃炎は，これからは大きくH. pylori感染胃炎と機能性ディスペプシアに分けられる。

新たな概念が提唱されている。実臨床では，*H. plyori* 除菌治療によってFD症状が改善することはあまり多くないのが現状であるが[1,2]，今後この集団は，FDから分離して定義されていくと思われる。

H. pylori 陰性あるいは*H. pylori* 除菌治療に反応しない場合

ディスペプシア患者の多くはこの群となり，まずは，患者への説明と保証／食事・生活指導を行う。良好な患者–医師関係を構築し，FDが生命に関わる病態ではないことを説明し，治療や生活習慣の改善に対してコンプライアンスを向上させ，患者の不安を取り除くことが重要である。

1. 食事・生活指導

横断研究により，FD患者において不十分な睡眠や不規則な食生活，野菜摂取不足が指摘されている。これらがFDの原因であるのか結果であるのかは介入試験がなされていないため明らかではないが，一般的にこれらの介入が不利益をもたらす可能性は低く，有用であると考えられている。食事指導としては，高カロリー脂肪食を避けることが有用である[3]。喫煙や飲酒については，介入試験がなく結論は出ていない。

2. 薬剤治療

薬剤治療の主体は，酸分泌抑制薬と消化管運動機能改善薬となる。ガイドラインでは，これまでのエビデンスレベルが高いこの酸分泌抑制薬と消化管運動機能改善薬が初期治療薬として推奨されている。一方で，他の治療薬のエビデンスが依然として少ないことから，今後のさらなる質の高い臨床試験が求められている。

酸分泌抑制薬には，主にプロトンポンプ阻害薬（PPI）とヒスタミンH_2受容体拮抗薬（H_2RA）があるが，どちらの薬剤もメタ解析によりプラセボに対して有意な効果が示されている。一方，PPIとH_2RAの比較では，メタ解析において有意差はなく，どちらを用いた治療も有効である。

消化管運動機能改善薬については，メタ解析により有効性が示されているが，このメタ解析で有効性が示されているシサプリドは，不整脈の副作用により本邦では使用できない。さらに出版バイアスの存在が指摘されており，今後のさらなる検討が必要である。現在本邦で使用可能な薬剤としては，トリメブチン，メトクロプラミド，ドンペリドン，イトプリド，モ

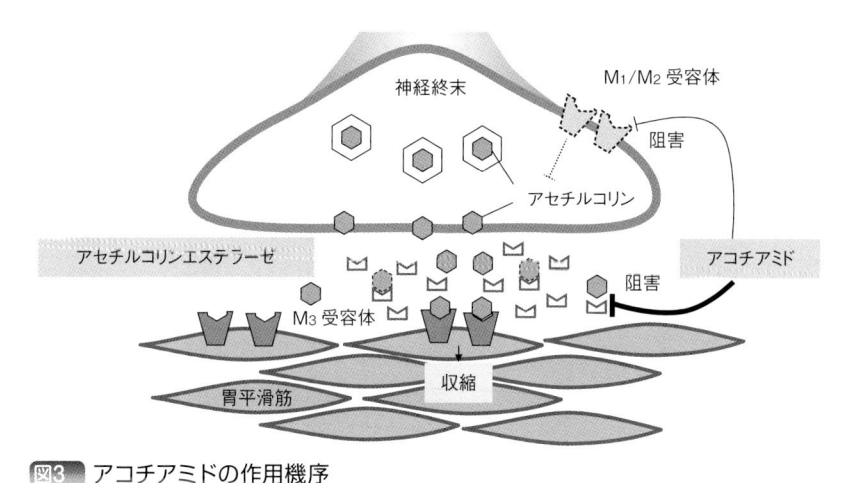

2. 日本のガイドラインからみた FD の一般的推奨治療とは？

図3 アコチアミドの作用機序

サプリド，アコチアミドがある。

5-HT₄受容体活性化作用を持つモサプリドは，健常人において胃適応性弛緩反応を促進し，オープンラベル試験でディスペプシア患者に対して有効であることが示されている[4]。しかし，海外での二重盲検試験で有効性は示されていない。ドパミンD₂受容体阻害作用とアセチルコリンエステラーゼ阻害作用を持つイトプリドは，phase Ⅱ試験ではFDに対して有効であったが[5]，phase Ⅲ試験ではプラセボ群との差が認められなかった[6]。

アコチアミドは，アセチルコリンエステラーゼ阻害作用とM₁/M₂ムスカリン受容体阻害作用を有し，胃排出障害を改善することで症状やQOLを改善すると考えられている（図3）。欧州と本邦でphase Ⅱ，phase Ⅲ臨床治験が行われており，食後愁訴症候群（PDS）において有効性が示されている（図4）[7]。これらデータから，アコチアミドは2013年6月に本邦初のFDに対する保険適用薬となった。FDに対する質の高い複数の臨床試験で有効性が示されている薬剤は初である。一方，重要なこととして，この薬剤効果はPDSでのみ認められていることであり，治療対象を十分に見極めて使用する必要があると思われる。

また，FD治療を病型別に行うかどうか，あるいは病型によって酸分泌抑制薬と消化管運動機能改善薬を使い分けるかどうかについては，これまで

IV FDの治療

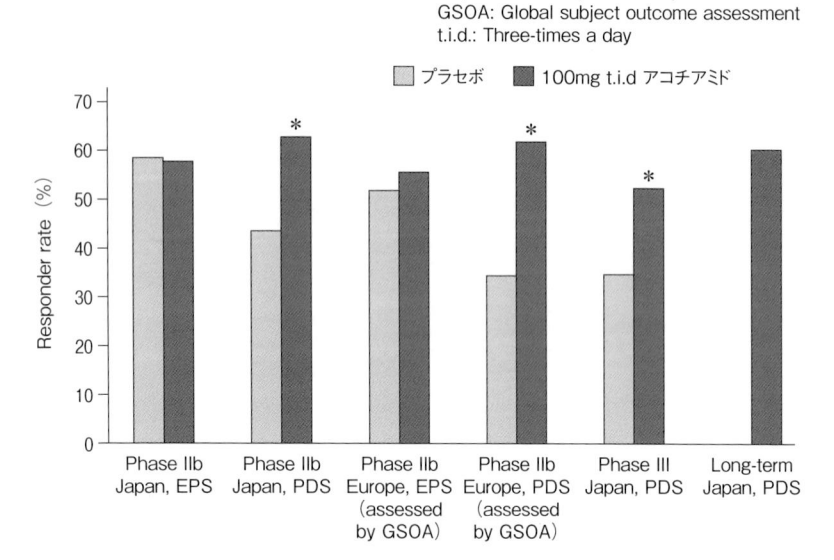

*: $p < 0.05$ compared with placebo
GSOA: Global subject outcome assessment
t.i.d.: Three-times a day

図4 アコチアミド臨床試験

(文献7より引用改変)

の病型自体に変遷があり，結論することは困難である．しかし，PPIのメタ解析で，Rome II基準の潰瘍型に特に有効であり，運動不全型には有効でないことが示されている[8]．また先述の通り，アコチアミドは，PDSにのみ有効性が示されており，心窩部痛症候群（EPS）には酸分泌抑制薬，PDSには消化運動機能改善薬を第一に使う方法をとるとよいと思われる．また，各々の治療薬で効果が示されなかった場合には，それぞれもう一方の治療薬を使用してみるといった方法も提唱されている．病型分類の重要性は治療法選択に役立っているかどうか，あるいは各病型に適した薬剤があるかどうかにかかってくるが，現時点ではこのあたりは明確ではなく，今後のさらなる病型分類の検討，新規薬剤の開発が期待される．

3. 酸分泌抑制薬と消化管運動機能改善薬以外の薬剤治療

酸分泌抑制薬と消化管運動機能改善薬による治療で効果が得られなかった場合には，抗不安薬，抗うつ薬，漢方薬などによる二次治療を考慮する．

FDに対する抗不安薬や抗うつ薬の有効性については，メタ解析がなされている。しかし，いずれの報告も症例数が少なく，また出版バイアスの可能性も否定できない[9]。さらに，その効果発現メカニズムは依然として不明であり，うつの存在に依存せず，知覚過敏には影響を与えない。5-HT$_{1A}$受容体活性化薬であるブスピロンは，FDに対する効果が示されており，そのメカニズムとして中枢性の作用[10]と末梢の胃適応性弛緩反応への作用が考えられている[11]。我々は，5-HT$_{1A}$受容体活性化薬で抗不安薬であるタンドスピロンについてプラセボ対照二重盲検比較試験を行い，4週間の治療で症状消失効果があることを明らかにしている[12]。漢方薬である六君子湯には，運動不全症状を有するFD患者に対する上腹部症状の改善効果があり，健常者で食後の胃底部拡張能を促進する作用があることが示されている[13]。ただし，本薬剤のエビデンスは未だ十分でないため，現在プラセボ対照二重盲検比較試験が進行中である。

4. 心療内科的治療・その他

薬剤によらない治療として，認知行動療法，自律訓練法，催眠療法などが挙げられる。認知行動療法は，症状が出現する状況を患者自身が分析，認知し，症状を改善させるためあるいは回避させるためにどのような行動をとり，考え方をすべきであるかを患者と治療者で確認をしながら進めていく治療法である。この治療法は，患者と医療者の信頼関係を築くためにも良い治療法であるが，FDに対するエビデンスとしては，小規模の無作為化試験があるのみである[14]。

催眠療法については，海外から1報有効性が報告されている。また，自律訓練法の有効性は依然として介入試験がなされておらず，明らかでない。

鍼治療については，経皮的電気治療が有効であることの報告があるものの，エビデンスの質は高くない。また，灸治療については全く検討結果が報告されておらず，有効性は明らかでない。

いずれにしても，これら治療法は，専門的知識や技術を必要とするため，専門施設での治療が望ましい。

おわりに

　FDが新たに保険病名となったことで，その病態や治療に関心が高まり，ガイドラインが発刊されたことで，標準的な診断や治療方針が示された．一方で，依然明らかとなっていないことが多いことも浮き彫りとなり，今後，患者にとってより有用な治療法やそのストラテジーを構築することが必要である．

参考文献

1) Oshima T, Miwa H: Treatment of functional dyspepsia: where to go and what to do. J Gastroenterol 41: 718-719, 2006
2) Moayyedi P: Helicobacter pylori eradication for functional dyspepsia: what are we treating?: comment on "Helicobacter pylori eradication in functional dyspepsia". Arch Intern Med 171: 1936-1937, 2011
3) Pilichiewicz AN et al: Functional dyspepsia is associated with a greater symptomatic response to fat but not carbohydrate, increased fasting and postprandial CCK, and diminished PYY. Am J Gastroenterol 103: 2613-2623, 2008
4) Hongo M et al: Large-scale randomized clinical study on functional dyspepsia treatment with mosapride or teprenone: Japan Mosapride Mega-Study (JMMS). J Gastroenterol Hepatol 27: 62-68, 2012
5) Holtmann G et al: A placebo-controlled trial of itopride in functional dyspepsia. N Engl J Med 354: 832-840, 2006
6) Talley NJ et al: Itopride in functional dyspepsia: results of two phase III multicentre, randomised, double-blind, placebo-controlled trials. Gut 57: 740-746, 2008
7) Altan E et al: Acotiamide, a novel gastroprokinetic for the treatment of patients with functional dyspepsia: postprandial distress syndrome. Expert Rev Gastroenterol Hepatol 6: 533-544, 2012
8) Wang WH et al: Effects of proton-pump inhibitors on functional dyspepsia: a meta-analysis of randomized placebo-controlled trials. Clin Gastroenterol Hepatol 5: 178-185, 2007
9) Hojo M et al: Treatment of functional dyspepsia with antianxiety or antidepressive agents: systematic review. J Gastroenterol 40: 1036-1042, 2005
10) Dinan TG et al: A double-blind placebo-controlled study of buspirone-stimulated prolactin release in non-ulcer dyspepsia--are central serotoninergic responses enhanced? Aliment Pharmacol Ther 15: 1613-1618, 2001
11) Tack J et al: Efficacy of buspirone, a fundus-relaxing drug, in patients with functional dyspepsia. Clin Gastroenterol Hepatol 10: 1239-1245, 2012
12) Miwa H et al: Efficacy of the 5-HT1A agonist tandospirone citrate in improving symptoms of patients with functional dyspepsia: a randomized controlled trial. Am J Gastroenterol 104: 2779-2787, 2009

13) Kusunoki H et al: Efficacy of Rikkunshito, a traditional Japanese medicine (Kampo), in treating functional dyspepsia. Intern Med 49: 2195-2202, 2010
14) Haug TT et al: Psychological factors and somatic symptoms in functional dyspepsia. A comparison with duodenal ulcer and healthy controls. J Psychosom Res 38: 281-291, 1994
15) Tack J et al: Functional gastroduodenal disorders. Gastroenterology 130: 1466-1479, 2006
16) Kinoshita Y, Chiba T; FUTURE Study Group: Characteristics of Japanese patients with chronic gastritis and comparison with functional dyspepsia defined by ROME III criteria: based on the large-scale survey, FUTURE study. Intern Med 50: 2269-2276, 2011

V トピックス，展望

1 *H. pylori*感染性胃炎は，*H. pylori*関連ディスペプシアか，それとも？

田中 昭文　　徳永 健吾　　高橋 信一

はじめに

1983年，WarrenとMarshallが*Helicobacter pylori*（*H. pylori*）の存在を初めて報告[1]して以来，*H. pylori*と胃炎，消化性潰瘍，胃癌などとの関係が明らかとなってきた。わが国の*H. pylori*感染診療の保険適用疾患は，2000年11月より胃・十二指腸潰瘍，2010年6月より早期胃癌に対する内視鏡的治療後胃，胃MALT（mucosa-associated lymphoid tissue）リンパ腫，特発性血小板減少性紫斑病が追加され計4疾患であった。そして，2013年2月21日ヘリコバクター・ピロリ感染胃炎が保険適用として追加され，内視鏡検査で*H. pylori*感染を疑う胃炎を確認する必要はあるが，臨床的にほぼすべての*H. pylori*感染者に対して，その診療を保険で行うことが可能となった。

機能性ディスペプシア（functional dyspepsia: FD）は，慢性的な上腹部症状（dyspepsia）があるにもかかわらず，その症状を説明する器質的疾患がないものをいう。当初FDは，1988年米国消化器病学会（American Gastroenterological Association: AGA）[2]においてnon-ulcer dyspepsia（NUD）と定義された。同年，別の国際グループ[3]はFDと命名し，別の定義を提唱した。さらに，1991年新たな国際グループ（後のRome委員会）[4]が，今日のFDの基本となる定義を発表した（Rome I）。当時NUD，FDともに症状を消化管運動不全型，潰瘍症状型，逆流症状型，非特異型等に大別していた。1999年，Rome委員会はRome II分類[5]を発表し，逆流症状型を胃食道逆流症（gastroesophageal reflux disease: GERD）として除外，FDの疾患名が普及してきた。2006年にはRome III分類[6]が発表され広く用いられているが，FDの診断には*H. pylori*感染の有無は問わないとしている。

FDの病因として消化管運動異常，内臓知覚異常などが考えられ，近年ではH. pylori感染との関連が注目されている。しかし，FDにおけるH. pylori感染の影響についてはその機序を含めまだ明確にはなっていない。

　本項ではFDとH. pylori感染の関連について，H. pylori感染率やその発現機序，FDにおけるH. pylori除菌効果，および『機能性消化管疾患診療ガイドライン2014－機能性ディスペプシア（FD）』[7]について概説する。

FDとH. pylori感染

　FDにおけるH. pylori感染率は，高いという報告[8]と対照群と同等であるという報告[9,10]があり，国や報告者により大きく異なっており一定の見解は得られていない。

　また，Armstrongら[11]はH. pylori感染とディスペプシア症状に対するメタ解析を行い，H. pylori感染のディスペプシア症状に対するオッズ比は2.3（95%信頼区間：1.9-2.7）であり関連があると報告している。しかし，Bazzoliら[12]は，この解析にはH. pylori感染の危険因子として知られている年齢，社会経済的地位，民族的背景が適切に割り付けされていないため，選択バイアスの影響があると指摘している。

　FDの発症要因は，上部消化管運動異常，消化管知覚過敏，胃酸分泌異常，精神心理的要因などがあり，それらが複雑に絡み合って発症すると考えられている。したがって，H. pylori感染がこれらの要因に影響を与えるかどうかを検討することは重要である。

　H. pylori感染が消化管運動異常や消化管知覚過敏に影響を及ぼすかについて，多くの研究が行われてきた。H. pylori感染による胃排出への影響は，胃排出が遅延するという報告[13]と影響しないとする報告[14,15]があり，報告者によって大きく異なり一定の見解は得られていない。H. pylori感染による胃適応性弛緩への影響はないという報告がほとんどである[16-18]。また，H. pylori感染による消化管知覚過敏への影響も明らかなものはない[15,16,18]。

　胃酸分泌異常に関しては，H. pylori感染を有するFD患者はH. pylori感染のある十二指腸潰瘍患者ほどではないが，胃酸分泌増加，ガストリン値の増加がみられるとの報告がある[19]。

　以上より，H. pylori感染はFDの主病因というより間接的にFDの症状発

現を修飾する因子であるかもしれない。

FDに対する*H. pylori*除菌の効果

　1998年New England Journal of Medicineの同号にFD（NUD）に対する*H. pylori*除菌治療のdouble blind placebo-controlled studyによる大規模研究として，除菌により症状が改善するとするMcCollら[20]の論文と，除菌により症状が改善しないとするBlumら[21]の論文が同時に掲載され大きな話題となった。McCollら[20]はFD患者318例をプラセボ群と*H. pylori*除菌治療群の2群に分け1年後に評価し，症状改善はプラセボ群では7％，除菌群では21％と有意差を認め，FDに対する*H. pylori*除菌治療は有効だと報告した。一方，Blumら[21]はFD患者328例による多施設検討において1年後に評価し，症状改善はプラセボ群では20.7％，*H. pylori*除菌群では27.4％であり，FDに対する*H. pylori*除菌治療による効果は認めないと報告した。しかし，いずれの検討においても*H. pylori*除菌によるFD症状の改善効果は除菌終了後1年の時点では20％前後と低いものであった。その後，FDに対する*H. pylori*除菌治療効果の有用性について多数の報告があったが，有効であるという報告と無効であるという報告があり，結果は一致していない。

　Moayyediらは17編のrandomized controlled trial（RCT）論文3566例を対象に検討したCochrane Systematic Reviews 2006 [22]において，*H. pylori*除菌に対する症状改善は除菌群36％，プラセボ群30％，相対危険減少率10％，number needed to treat（NNT）14と報告した。すなわち，FD患者14例を除菌した際に1例が症状改善を認めるという結果である。そして，*H. pylori*除菌治療は*H. pylori*陽性のFDに対してわずかながら統計学的に有意な症状改善効果を持つと結論している。2011年，Mazzoleniら[23]は，RomeⅢ基準で診断したFD 404例におけるRCTにおいて，*H. pylori*除菌に対する症状改善は除菌群49.0％，コントロール群36.5％であり，除菌群で有意な症状改善を認め（p=0.01），NNT 8であると報告した。さらに，MoayyediらがCochrane Systematic Reviews 2006にMazzoleniらの結果を追加して再解析を行った報告では，症状残存の相対危険度は0.91，NNT 13であると報告した[24]。

　*H. pylori*感染率の高いアジアにおける報告に注目する。Gweeら[25]はFD 82例のRCTにおいて，*H. pylori*除菌に対する1年後の症状改善は除菌群

24.4%, プラセボ群7.7%であり, 除菌群で有意な症状改善を認め (p=0.02), NNT 6であると報告した. また, Jinら[26]は中国で行われた7論文761例のsystematic reviewにおいて, 多くの観察期間が1カ月と短いものの, FDに対するH. pylori除菌治療の症状改善はオッズ比3.61, NNT 4と有用性を報告している. ただし, 採択論文はdouble blindでない, あるいは記載がなく, 割り付け方法も不明確であり, 結果の解釈には要注意である. しかし, H. pylori感染率の高いアジアにおいては, FDに対するH. pylori除菌治療はさらに有効である可能性が示唆された.

わが国においてもFDに対するH. pylori除菌治療は有効であるというAzumaら[27], Kamadaら[28], Suzukiら[29]の報告や, 有効でないとするMiwaら[30]の報告がある. Miwaら[30]はH. pylori陽性のFD患者90例にdouble blind RCTを行い, 12週間後に有意な症状改善を認めたのは除菌治療群31.3%, プラセボ群24.3%であり, 両群間に有意差を認めなかったと報告した. また, プラセボ群24.3%にFD症状改善が認められることにより, FDの発症が心理的・精神的な要素により大きく作用されることが強く示唆された. ただし, 本検討は症状観察期間が12週間と短く, Zhaoら[31]の12カ月以上の症状評価による14編のRCTを対象としたsystematic reviewでは, H. pylori除菌による症状改善効果はオッズ比1.34と有意であると報告されており, 中・長期観察にてH. pylori除菌の効果が現れることも考えられる.

『機能性消化管疾患診療ガイドライン2014－機能性ディスペプシア(FD)』[7]とH. pylori感染

2014年4月日本消化器病学会より, 『機能性消化管疾患診療ガイドライン2014－機能性ディスペプシア (FD)』[7]が発表された. FDは「症状の原因となる器質的, 全身性, 代謝性疾患がないのにもかかわらず, 慢性的に心窩部痛や胃もたれなどの心窩部を中心とする腹部症状を呈する疾患」と定義された. 世界的にFDの診断基準として用いられているRome IIIにおいて, 症状は「6カ月以上前に初発し, 3カ月以上続いているもの」とされている. しかし, わが国では症状のある患者は早期に医療機関を受診する傾向があり合致しない症例が多数あり, 本ガイドラインにおいて症状は「慢性的」と具体的な期間は提示されていない. また, 本ガイドラインは63個のクリ

ニカルクエスチョン（CQ）とそれに対するステートメントがまとめられ，エビデンスの評価方法はGRADE（Grading of Recommendations Assessment Development and Evaluation）システムを用い，エビデンスの質と推奨の強さを評価している．

*H. pylori*とFDの関連性については，「*H. pylori*除菌でディスペプシア症状の改善が得られることがあり，*H. pylori*はFDに関連することがある」としている．そして，FDの診断時に*H. pylori*検査を行うことを推奨し，*H. pylori*陽性者に対して*H. pylori*除菌治療は一部の症例で有効であり行うことを推奨している．

おわりに

*H. pylori*感染は組織学的胃炎を来すが，必ずしもFD症状を起こすわけではない．しかし，FDにおける*H. pylori*除菌治療に対するメタアナリシスにおいてわずかながら有意な有効性が認められ，除菌治療により症状が改善する患者群が存在することは明らかである．2013年2月よりヘリコバクター・ピロリ感染胃炎が*H. pylori*感染診療の保険適用となっており，ほぼすべての*H. pylori*感染者に対して除菌治療を保険で行うことが可能となり，*H. pylori*陽性のFD症例に除菌を行うことは保険的にも問題ない．

2014年1月に行われたKyoto Global Consensus Meeting for *H. pylori* infectionでは，*H. pylori*除菌を施行して6～12カ月経過後，症状が消失または改善している場合は，*H. pylori*関連ディスペプシアと定義することとなった．今後，*H. pylori*陽性のFDについてさらなる検討が必要である．

参考文献

1) Warren JR, Marshall BJ: Unidentified curved bacilli on gastric epithelium in active chronic gastritis. Lancet i: 1273-1275, 1983
2) Colin-Jones DG, and a working party: Management of dyspepsia: report of a working party. Lancet i: 576-579, 1988
3) Barbara L et al: Definition and investigation of dyspepsia. Consensus of an international ad hoc working party. Dig Dis Sci 34: 1272-1276, 1989
4) Talley NJ et al: Functional dyspepsia: a classification with guidelines for diagnosis and management. Gastroenterol Int 4: 145-160, 1991
5) Talley NJ et al: Functional gastroduodenal disorders. Gut 45(Suppl 2): 1137-1142, 1999

6) Tack J et al: Functional gastroduodenal disorders. Gastroenterology 130: 1466-1479, 2006
7) 日本消化器病学会編：機能性消化管疾患診療ガイドライン 2014 －機能性ディスペプシア (FD), 南江堂, 東京, 2014
8) Buckley M, O'Morain C: Prevalence of Helicobacter pylori in non-ulcer dyspepsia. Aliment Pharmacol Ther 9(Suppl 2): 53-58, 1995
9) Fallone CA et al: Association of Helicobacter pylori genotype with gastroesophageal reflux disease and other upper gastrointestinal diseases. Am J Gastroenterol 95: 659-669, 2000
10) Kawamura A et al: Prevalence of functional dyspepsia and its relationship with Helicobacter pylori illfection in a Japanese population. J Gastroenterol Hepatol 16: 384-388, 2001
11) Armstrong D: Helicobacter pylori infection and dyspepsia. Scand J Gastroenterol Suppl 215: 38-47, 1996
12) Bazzoli F et al: Helicobacter pylori and functional dyspepsia: review of previous studies and commentary on new data. Gut 50(suppl 4): iv33-iv35, 2002
13) Koskenpato J et al: Long-term follow-up study of gastric emptying and Helicobacter pylori eradication among patients with functional dyspepsia. Dig Dis Sci 45: 1763-1768, 2000
14) Ebara S et al: The relationship between gastric emptying deterrnined by the breath test and H. pylori. Hepatogastroenterology 54: 613-616, 2007
15) Rhee PL et al: Lack of association of Helicobacter pylori infection with gastric hypersensitivity or delayed gastric emptying in functional dyspepsia. Am J Gastroenterol 94: 3165-3169, 1999
16) Mearin F et al: Does Helicobacter pylori infection increase gastric sensitivity in functional dyspepsia? Gut 37: 47-51, 1995
17) Thumshirn M et al: Gastric accommodation in non-ulcer dyspepsia and the roles of Helicobacter pylori infection and vagal function. Gut 44: 55-64, 1999
18) Sarnelli G et al: Symptom patterns and pathophysiological mechanisms in dyspeptic patients with and without Helicobacter pylori. Dig Dis Sci 48: 2229-2236, 2003
19) El-Omar E et al: A substantial proportion of non-ulcer dyspepsia patients have the same abnormality of acid secretion as duodenal ulcer patients. Gut 36: 534-538, 1995
20) McColl K et al: Symptomatic benefit from eradication Helicobacter pylori infection in patients with nonulcer dyspepsia. N Engl J Med 339: 1869-1874, 1998
21) Blum AL et al: Lack of effect of treatment Helicobacter pylori infection in patients with nonulcer dyspepsia. N Engl J Med 339: 1875-1881, 1998
22) Moayyedi P et al: Eradication of Helicobacter pylori for non-ulcer dyspepsia. Cochrane Database Syst Rev 2006: CD002096
23) Mazzoleni LE et al: Helicobacter pylori eradication in functional dyspepsia: HEROES trial. Arch Intern Med 171: 1929-1936, 2011
24) Moayyedi P: Helicobacter pylori eradication for functional dyspepsia: what are we treating?: comment on "Helicobacter pylori eradication in functional dyspepsia". Arch Intern Med 171: 1936-1937, 2011

25) Gwee KA et al: The response of Asian patients with functional dyspepsia to eradication of Helicobacter pylori infection. Eur J Gastroenterol Hepatol 21: 417-424, 2009
26) Jin X, Li YM: Systematic review and meta-analysis from Chinese literature: the association between Helicobacter pylori eradication and improvement of functional dyspepsia. Helicobacter 12: 541-546, 2007
27) Azuma T et al: The effect of Helicobacter pylori eradication therapy on dyspepsia symptoms in industrial workers in Japan. Aliment Pharmacol Ther 15: 805-811, 2001
28) Kamada T et al: The long-term effect of Helicobacter pylori eradication therapy on symptoms in dyspeptic patients with fundic atrophic gastritis. Aliment Pharmacol Ther 18: 245-252, 2003
29) Suzuki H et al: Improvement of gastrointestinal quality of life scores in cases of Helicobacter pylori-positive functional dyspepsia after successful eradication therapy. J Gastroenterol Hepatol 20: 1652-1660, 2005
30) Miwa H et al: Cure of Helicobacter pylori infection dose not improve symptoms in non-ulcer dyspepsia patients-a double-blind placebo-controlled study. Aliment Pharmacol Ther 14: 317-324, 2000
31) Zhao B et al: Efficacy of Helicobacter pylori eradication therapy on functional dyspepsia: a meta-analysis of randomized controlled studies with 12-month follow-up. J Clin Gastroenterol 48: 241-247, 2014

V トピックス，展望

2 各種疾患と腸内マイクロバイオーム

服部 正平

はじめに

　ヒト腸内細菌叢のメタゲノム研究は，2006年と2007年の米国グループと筆者を含む日本のグループによる論文発表に始まった[1,2]。その後，次世代シークエンサー（NGS: Next generation sequencer）の実用化，メタゲノム解析法の開発，国際プロジェクト（米国NIHのHuman Microbiome Projectと欧州連合のMetaHIT Project）および国際コンソーシアムIHMC（International Human Microbiome Consortium）の始動等により，ヒト腸内マイクロバイオーム研究は国際的に急速に進展した。その中で，腸内細菌叢の細菌および機能に関する情報が大量に収集され，その基本的な全体像が明らかとなった[3-6]。さらに，消化器系疾患を含む様々な疾患患者の腸内細菌叢の解析も進み，その多くが細菌叢異常（dysbiosis）を示すことがわかった[7]。細菌叢dysbiosisは免疫系，代謝系，神経系疾患に観察され，腸内細菌叢が全身的な疾患および生体の恒常性維持と密接に関係することが認識されつつある。本項では，近年におけるゲノム科学的手法を用いた腸内マイクロバイオーム研究について解説する。

ヒト腸内マイクロバイオームの解析概略

　図1にNGSを用いたヒト腸内マイクロバイオームの解析概略を示す。大きく3つの解析が行われ，それらは①16SrRNA遺伝子（16S）データを基にした細菌種や菌種組成等の生態学的解析，②細菌叢ゲノムの網羅的シークエンスで得られるメタゲノムデータを基にした遺伝子解析，③ヒトから分離された個々の細菌株のゲノム解析である。このほか，被験者の年齢や

V トピックス，展望

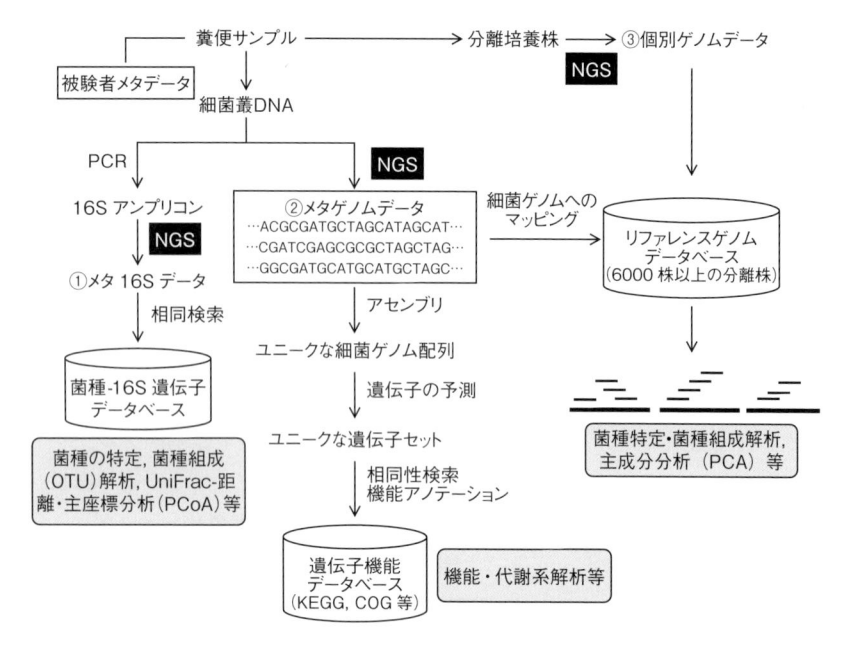

図1 NGSを用いたヒト腸内マイクロバイオームの解析概略

BMI，既往症，日頃の食事内容等の様々なメタデータも収集されている。国際コンソーシアムが収集を進めているヒト分離株は現在6000株を超え，メタゲノムおよびメタ16Sデータの菌種帰属や菌種組成等の解析におけるリファレンスゲノムとして有用されている（http://www.hmpdacc.org/）。

1. メタ16S解析

細菌の必須遺伝子である16S遺伝子の可変領域を共通プライマーでPCR増幅し，増えた16SアンプリコンをNGSに供して，～5000リード／サンプルの16S配列データを得る。16S配列データのクラスタリングによるOTU（Operational Taxonomic Unit）解析から，細菌叢を構成する菌種数（≒OTU数），16Sおよびゲノムデータベースへの相同性検索による菌種の特定，各OTUを構成する16Sリード数の比から菌種組成比をそれぞれ解析する[8]。このほか，UniFrac-距離および-主座標分析（PCoA）を用いて16S配列データから作成した細菌叢の系統樹を異なった細菌叢間で比較（菌種や組成比

2. 各種疾患と腸内マイクロバイオーム

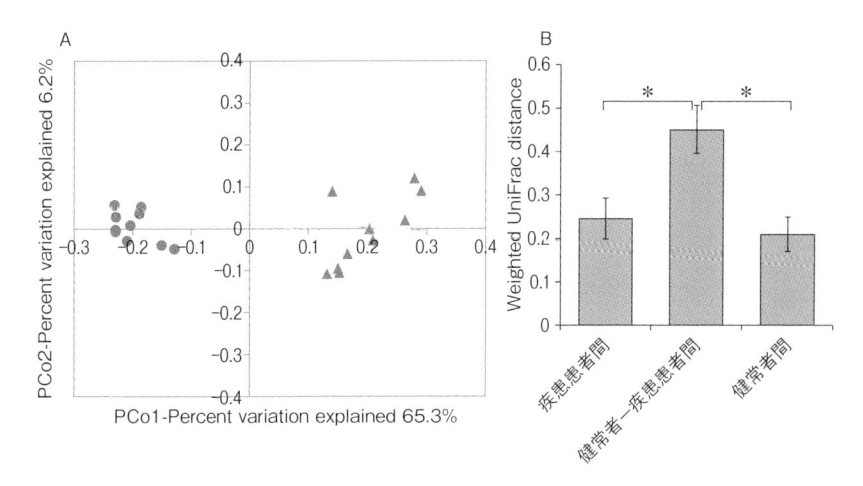

図2 腸内マイクロバイオームのUniFrac解析例

A：UniFrac距離に基づくPCoA解析。健常者群の各個人の腸内細菌叢（●）とある疾患患者群の各個人の腸内細菌叢（▲）がそれぞれ異なるクラスターを形成しており，両群は異なった構造の細菌叢を持つことを示す。
B：平均UniFrac距離値。健常者群－疾患患者群間のUniFrac距離が健常者群内と比較して有意に大きいと，疾患患者群の細菌叢がdysbiosisしていることを示す。エラーバーは標準誤差を示す。＊はt testにおける統計学的な有意差を示す（p<0.01）。

の相違）し，それらの間にある菌叢構造全体の類似性を数値（＝距離）で評価する[9]。疾患細菌叢のdysbiosisの多くが健常者群細菌叢との比較からUniFrac解析で評価されている（図2）。

2. メタゲノム解析

　メタゲノム解析では，NGSから得られるメタゲノムリードをアセンブリして非重複（ユニーク）ゲノム配列データを取得する。次いで，その配列中に遺伝子予測プログラムを用いて遺伝子配列を同定する。得られた遺伝子配列をCOG（Clusters of Orthologous Groups）やKEGG（Kyoto Encyclopedia of Genes and Genomes）等の機能既知遺伝子のデータベースに相同性検索することで，各遺伝子を機能分類し，細菌叢が持つ代謝系等の機能特性を明らかにする[3]（図1）。

　このほか，メタゲノムリードをリファレンスゲノムに直接マッピング（相同性検索，配列類似度閾値：≧95%）することで，各リードの菌種帰属と

各ゲノムにマップされるリード数から菌種組成を解析できる。現在のリファレンスゲノムデータに対しては約80％のリードがマップされる。メタゲノム解析にはPCR工程がなく，上述したメタ16S解析よりも高い定量解析法となる。この方法で得られた菌種あるいは遺伝子組成データを，主成分分析（PCA）や階層式クラスタリング解析等を駆使して異なった細菌叢間の相違を調べる[3]（図1）。

菌種の特定と菌種組成の解析は，上述したメタ16S解析とメタゲノムデータのマッピング解析のいずれでも可能であるが，それぞれ長所短所がある。メタ16S解析は定量性がメタゲノムのマッピング解析よりも若干劣るが，コストは安価で，情報処理も簡易であり100サンプルのような多サンプルの同時解析（数日内）も可能である。また，PCRの増幅バイアスを軽減した定量性の高いメタ16S解析法も開発されている[8]。なお，マッピング解析は，リファレンスゲノムが充実していないマウス常在菌叢や他の環境細菌叢の解析には有効でない。

ヒト腸内細菌叢メタゲノム研究の現状

上述したように，NGSの普及により大規模な解析が今日進められている。2010年には欧州連合による炎症性腸疾患（IBD）を含む124人のスペイン人とデンマーク人の腸内細菌叢[3]，2012年にはHMPによる米国人の腸内や皮膚，口腔等の18部位の常在菌叢[5]，2型糖尿病を含む345人の中国人[10]，178人の高齢アイルランド人[11]，2013年には肥満を含むデンマーク人[12]，2型糖尿病を含む145人のスウェーデン人[13]，96人のロシア人[14]のメタゲノム解析が発表された（表1）。筆者らもIBDを含めた100人以上の日本人腸内細菌叢メタゲノムデータの解析を進めている（未発表）。これらの1000人を超える被験者の腸内細菌叢からは1000万以上のユニーク遺伝子が同定されており，この数はヒト遺伝子数（～2.5万）をはるかに凌駕する。

ヒト腸内マイクロバイオームの基本構造

メタ16Sおよびメタゲノムデータから，ヒト腸内細菌叢の全体像が明らかになってきた。構成細菌種の95％以上は4つの門（Firmicutes, Bacteroidetes, Actinobacteria, Proteobacteria）の菌種で占められる。その相対的な菌種組成

2. 各種疾患と腸内マイクロバイオーム

表1 主なヒト腸内細菌叢のメタゲノム解析プロジェクト

被験者国	被験者数	用いたシークエンサーまたはシークエンス法*	同定されたユニーク遺伝子数(M:百万)	発表年	文献
米国	2	サンガー法	0.05M	2006	1
日本	13	サンガー法	0.7M	2007	2
国際コンソーシアムIHMCの発足			2008	−
スペイン	30	HiSeq	3.3M	2010	3
デンマーク(1)	85	HiSeq			
デンマーク(2)	207	HiSeq	?	2013	12
中国	368	HiSeq	4.3M	2012	10
米国	90	HiSeq	4.9M	2012	5
ベネズエラ(南米)・マラウィ(アフリカ)	15	454	?	2012	6
アイルランド	27	HiSeq	2.5M	2012	11
スウェーデン	145	HiSeq	6.0M	2013	13
ロシア	95	SOLiD	?	2013	14
日本	100	454/MiSeq/Ion PGM	4.6M	−	筆者ら、未発表

* HiSeq, 454, MiSeq, SOLiD, Ion PGM は NGS

は個人間で高い多様性を示し、血縁同士の高い遺伝性はほとんどなく、極めて個人に特異的である[2,5]。一方、遺伝子組成は菌種組成に比べて個人間の差が小さい[15]。図3に、筆者らが解析した100人の日本人健常者の菌種組成と遺伝子組成を示す。菌種組成の高い多様性と遺伝子組成の高い共通性から、ヒト腸内の優占菌種は、腸内での生息に適した遺伝子(機能)を獲得し、長い進化の中で選択されてきた菌種と考えられる。

腸内細菌叢を特徴づける機能の1つは、豊富な炭水化物代謝に関わる遺伝子群の存在である[1,2]。腸内細菌はこれらの遺伝子群を用いて、彼らの主なエネルギー源である宿主が消化できない植物由来の多糖類を資化している。また、その代謝産物である酢酸や酪酸、ビタミン等はヒト細胞の有用物質となる。もう1つの特徴は、鞭毛や化学走性等の細胞運動に関わる遺伝子群が極めて少ないことである[2]。腸内の蠕動運動により細菌が自ら餌に向かって移動する必要がなく、ときに宿主免疫系のターゲットになる鞭毛を持たないことで、過剰な炎症応答を回避でき、生体恒常性の維持の方向への進化が推測される。

V トピックス，展望

(A) 菌種組成（門レベル）

■ Firmicutes　■ Actinobacteria　■ Bacteroidetes　■ Proteobacteria　■ その他

(B) 菌種組成（属レベル）

■ Bacteroides	■ Bifidobacterium	■ Faecalibacterium	■ Clostridium	■ Eubacterium	■ Collinsella
■ Prevotella	■ Streptococcus	■ Parabacteroides	■ Roseburia	■ Dorea	■ Escherichia
■ Enterobacter	■ Propionibacterium	■ Fusobacterium	■ Subdoligranulum	■ Phascolarctobacterium	■ Catenibacterium
■ Lactobacillus	■ Enterococcus	■ Parasutterella	■ Veillonella	■ その他	■ 未知帰属
	■ Ruminococcus				
	■ Megamonas				
	■ Coprococcus				
	■ Coriobacterium				

(C) 遺伝子（機能）組成

■ 炭水化物輸送と代謝　■ 予測だけによる一般機能　■ 複製，組換え，修復
■ アミノ酸輸送と代謝　■ 転写　■ 無機イオン輸送と代謝
■ 翻訳，リボソーム構造と生成　■ 細胞壁，膜，包膜の生成　■ 防御機構
■ エネルギー生産と変換　■ シグナル伝達機構　■ 補酵素輸送と代謝
■ 翻訳後修飾，タンパク質代謝回転，シャペロン　■ 核酸輸送と代謝　■ 機能未知
■ 脂質輸送と代謝　■ 細胞内輸送，分泌，小胞輸送　■ 細胞周期の制御，細胞分裂，染色体分配
■ 二次代謝物生合成，代謝，異化　■ 細胞運動性

図3　ヒト腸内マイクロバイオームの菌種数・菌種組成・遺伝子組成
A：門レベルでの菌種組成，B：属レベルでの菌種組成，C：遺伝子（機能）組成
横軸：100名の成人被験者，解析したメタゲノムデータ数：>100万/被験者

【カラー図譜 p.10参照】

128

腸内マイクロバイオームと疾患

　細菌叢dysbiosisは，IBDをはじめ，アレルギー，セリアック病，大腸癌，2型糖尿病，肥満，自閉症等の様々な疾患に観察される（**表2**）[7]。細菌叢dysbiosisは一般に3つのデータから評価できる。1つはメタ16Sデータから得られるOTU（菌種）数である（上述）。例えば，IBD患者群から検出される菌種数は健常者群よりも有意に少なく，多様性の低下と疾患の関係が示唆されている。2つ目は疾患患者群と健常者群の細菌叢間のUniFrac解析データである（**図2**）。UniFrac距離が統計学的に有意に健常者-患者集団間＞健常者集団内となれば，疾患患者群の菌叢構造がdysbiosisしていると判断される。3つ目は，メタゲノムデータのPCAや階層式クラスタリング解析における健常者群とは異なる疾患患者群からなるクラスターの形成である。

　メタゲノムデータから，疾患と相関する細菌マーカーの探索も行われている[10,12]。例えば，BMI＞30（肥満）とBMI＜25（健康）の被験者群間で有意に増減する9種類の細菌のROC（Receiver Operating Characteristic）解析でのベストAUC（Area Under ROC curve）値が0.78となった。この値はヒトゲノムの32の肥満関連遺伝子座でのAUC値（0.58）よりも高く，ヒト遺伝子マーカーよりも高い予測能・診断能があることを示唆する[12]。

表2 腸内細菌叢との関連を示す疾患例

肥満
メタボリックシンドローム
炎症性腸疾患（IBD）
過敏性腸症候群
アテローム性動脈硬化症
リウマチ
糖尿病（1型，2型）
アレルギー
セリアック病
大腸癌
肝臓癌
多発性硬化症
自閉症

V トピックス，展望

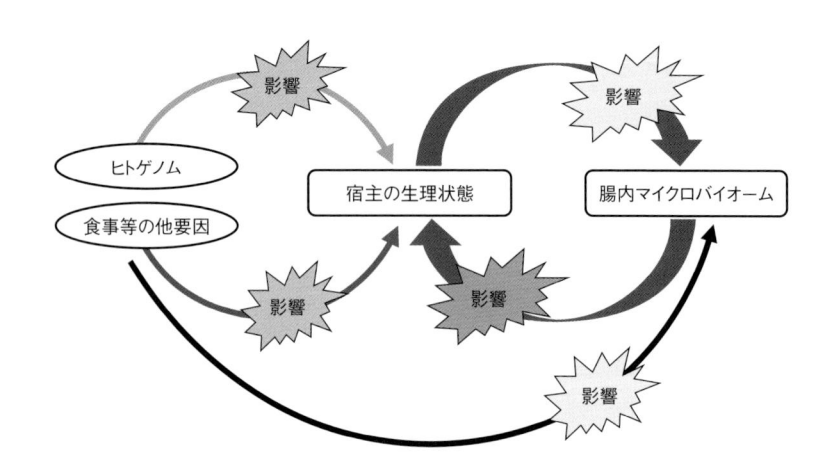

図4 腸内マイクロバイオーム，ヒトゲノム，宿主の生理状態，他の要因の関係
腸内マイクロバイオームと宿主の生理状態は互いに影響し合う．腸内マイクロバイオームは食事や抗生物質等の影響を受け，宿主の生理状態はヒトゲノム（遺伝要因）とその他要因の影響を受ける．

　細菌叢dysbiosisは，疾患発症によって起こった結果であり，またその原因でもある．例えば，遺伝子欠損で肥満やメタボリックシンドロームになったマウスの腸内細菌叢はdysbiosisを起こすが，このdysbiosisした腸内細菌叢を遺伝的に健全な無菌マウスに移植すると，そのマウスも同一の病気を発症した[15,16]．また，健常者の糞便（腸内細菌叢）を慢性の感染症に移植したところ治癒率が格段に向上したという報告もある[17]．つまり，腸内細菌叢の宿主の生理状態への影響は従来の想像以上に大きく，宿主の生理状態と腸内細菌叢は互いに影響し合う関係にあることを強く示唆する（図4）．

疾患に関連する細菌種の探索

　疾患患者の細菌叢dysbiosisの原因となる細菌候補を，種レベルでメタ16Sおよびメタゲノムデータから同定することも可能である．しかし，日々食事等の様々な要因で変動する細菌叢から，健常者-疾患患者群間で有意に変動する細菌種を精度高く探索するには，統計検定が可能で，かつ経時サンプルも含めた十分なサンプル数の獲得，さらには患者の重篤度や投薬等の

治療データも入手しておく必要がある。

　一方，マウス等を使って実験的に宿主に作用する細菌種を同定する研究も近年活発になってきている。例えば，炎症を抑制する制御性T細胞（Treg）の分化を誘導するヒト*Clostridium*菌種の同定等の報告がある[18]。常在菌の機能を調べるには，宿主側の細胞や遺伝子発現等の様々な実験データの取得が可能なマウスの利用が有効である。上述したメタ16Sやメタゲノムデータから抽出された細菌種をマウスの系を用いて検証することで，新たな機能細菌の同定とその作用機序や疾患の発症機構の解明が期待される。

おわりに

　この5年間で腸内細菌叢の生態学的実態や機能，また，疾患との関連が詳しく明らかにされた。さらに，細菌叢dysbiosisが疾患の原因となり得ることが示された一方で，健常者の糞便移植が有効な治療法になる可能性が出てきた。これらの知見は，いずれにしても，腸内または他の常在菌叢が遺伝要因と対等あるいは凌駕して生体恒常性に影響を持つ可能性を示唆する。ヒトゲノムは一生不変であるが，マイクロバイオームはリセット可能である。マイクロバイオームを用いた，あるいはターゲットとした創薬や治療法の新たな開発が将来に期待される。

参考文献

1) Gill SR et al: Metagenomic analysis of the human distal gut microbiome. Science 312: 1355-1359, 2006
2) Kurokawa K et al: Comparative metagenomics revealed commonly enriched gene sets in human gut microbiomes. DNA Res 14: 169-181, 2007
3) Qin J et al: A human gut microbial gene catalogue established by metagenomic sequencing. Nature 464: 59-65, 2010
4) Arumugam M et al: Enterotypes of the human gut microbiome. Nature 473: 174-180, 2011
5) Human Microbiome Project Consortium: Structure, function and diversity of the healthy human microbiome. Nature 486: 207-214, 2012
6) Yatsunenko T et al: Human gut microbiome viewed across age and geography. Nature 486: 222-227, 2012
7) Clemente JC et al: The impact of the gut microbiota on human health: an integrative view. Cell 148: 1258-1270, 2012

8) Kim SW et al: Robustness of gut microbiota of healthy adult in response to probiotic intervention revealed by high-throughput pyrosequencing. DNA Res 20: 241-253, 2013
9) Hamady M et al: Fast UniFrac: facilitating high-throughput phylogenetic analyses of microbial communities including analysis of pyrosequencing and PhyloChip data. ISME J 4: 17-27, 2010
10) Qin J et al: A metagenome-wide association study of gut microbiota in type 2 diabetes. Nature 490: 55-60, 2012
11) Claesson MJ et al: Gut microbiota composition correlates with diet and health in the elderly. Nature 488: 178-184, 2012
12) Le Chatelier E et al: Richness of human gut microbiome correlates with metabolic markers. Nature 500: 541-546, 2013
13) Karlsson FH et al: Gut metagenome in European women with normal, impaired and diabetic glucose control. Nature 498: 99-103, 2013
14) Tyakht AV et al: Human gut microbiota community structures in urban and rural populations in Russia. Nat Commun 4: 2469, 2013
15) Turnbaugh PJ et al: A core gut microbiome in obese and lean twins. Nature 457: 480-484, 2009
16) Vijay-Kumar M et al: Metabolic syndrome and altered gut microbiota in mice lacking Toll-like receptor 5. Science 328: 228-231, 2010
17) van Nood E et al: Duodenal infusion of donor feces for recurrent Clostridium difficile. N Engl J Med 368: 407-415, 2013
18) Atarashi K et al: Treg induction by a rationally selected mixture of Clostridia strains from the human microbiota. Nature 500: 232-236, 2013

Ⅴ トピックス，展望

3 FDと生活習慣病関連因子

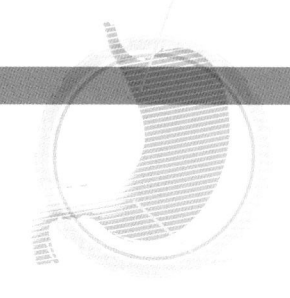

屋嘉比 康治

はじめに

　2006年に発表されたRome Ⅲ基準[1]における機能性ディスペプシアfunctional dyspepsia（FD）の定義においては，4つの主症状を重視して，心窩部痛症候群（epigastric pain syndromes: EPS）と食後愁訴症候群（postprandial distress syndrome: PDS）の2つのサブタイプに分類されている。EPSでは心窩部痛と上腹部灼熱感，PDSでは食後の膨満感や早期飽満感の有無が重視されている。すなわち，PDSにおいて食物摂取がFDの症状発現に関与していることを重視している。

　また，食物摂取することによって消化吸収に関与する様々な生理活性物質が分泌されるが，その中のいくつかの消化管ホルモンは消化管運動あるいは食欲の調整作用のあることが知られており，それらの生理作用，あるいは分泌異常が消化管運動あるいは食欲調整作用に変化を生じてFD症状の発症に関与していることも考えられる。すなわち，脂肪やタンパク質，炭水化物など栄養摂取の過不足やその消化吸収に関与する消化管ホルモンの分泌や作用の異常などがFD発症の病態に関与していることも推測できるが，本項では脂肪やタンパク質，炭水化物など三大栄養素の摂取量やバランス，さらに食物摂取によって誘導され消化・吸収機能を統御している消化管ホルモンの分泌動態とFD症状の関連について考察する。今回，消化管ホルモンの中から胃の運動や食欲調節に関与していると思われるグレリンとコレシストキニン（CCK），ペプチドYY（PYY）の分泌動態や生理作用，FD症における病態への関与の可能性について概説する。

生活習慣病関連因子とFD

1. 肥満，糖尿病（DM）

　肥満と糖尿病（DM）は生活習慣病の基盤となる栄養・代謝異常だが，まず，肥満についてはFDにおいてBMIは26kg/m²との報告[2]がある一方，むしろFDにおいては体重減少や低BMI値が認められることが報告されており[3]，肥満がFD発症に関与していることは懐疑的である。また，DMとの関連性について，これまでの報告では外来通院するDM患者の76%において何らかの消化管症状を訴えており[4]，別の報告でもDM患者と性と年齢を符合させた非DM対照群を比較すると消化管症状を訴える比率はDM群においては70.5%が訴えているのに対して非DM対照群においては30.8%と，明らかにDM群において高い[5]。

　また，DM患者の30%に胃無力症を認めるとの報告もある[6]。その原因についてはDMによる神経障害[4,7]，あるいはインスリン治療による消化管運動抑制などが考えられるが，それだけでなく，別の報告では高血糖あるいは高インスリン血症[8]において胃排出能の遅延があり，それらの因子が関与していることが推察されている。FD症例において，DM合併が認められたらDM治療によってFD症状が軽快する可能性も推測できるので，DM合併の有無は診断する必要がある。

2. 総カロリーおよび三大栄養素，食物不耐症

　FD誘発因子として「過食」も推定されるが，女性での検討では，FD群では健常対照群に比較して総カロリーや脂肪，炭水化物，タンパク質によるエネルギー摂取が低いことが報告されている[9]。別の報告でも，男女含めたFDにおいて総カロリー摂取や炭水化物，タンパク質の摂取量は健常対照群と比較しても変わらないが，脂肪摂取量は有意に低く，パーセント摂取量で比べても炭水化物の摂取は多く，脂肪摂取はやはり低いと報告されている[10]。さらに，FDにおいては脂肪摂取によって満腹感や膨満感，吐き気が誘発されることが多い。また，FD症は高脂肪食に対して敏感であることが言われているが，FDにおいてはマーガリン30gを加えたスープや脂肪を多く含んだヨーグルトを摂取すると無脂肪または低脂肪スープやヨーグルトを摂取したときに比べて心窩部痛，膨満感，満腹感，吐き気がより誘発

される[11,12]。また，脂肪を十二指腸内に注入するとFDではディスペプシア症状を誘発するが，健常者において症状は誘発されないことも報告されている[13,14]。

　Pilichiewiczらは，高脂肪食と高炭水化物食，普通食をFDまたは健常対照群に摂取させたところ，FDにおいては高脂肪食を摂取した場合，高炭水化物食や普通食を摂取した場合に比べて腹痛と吐き気などのディスペプシア症状が有意に誘発されるが，同カロリーの高炭水化物食では腹痛と吐き気などは誘発されないと報告している[15]。また，健常者に脂肪を静脈内に注入すると胃排出能が悪化することが報告されている[16]。健常者での検討ではあるが脂肪摂取による消化管運動への影響を見ており，血中脂質の上昇が胃排出能低下を誘発することを示して，脂肪食摂取によるFD症状発症機序として胃排出能低下が関与する可能性を示唆している。

　また，胃ポリエチレンバッグを胃内に挿入し拡張させた状態で十二指腸内へ脂肪またはグルコースを注入し症状発現や胃内圧を見ているが，FDにおいては対照群と比較してバッグの拡張が低容量でも満腹感や不快感を誘発している[13]。すなわち，FDでは満腹感や不快感を発症させるに必要な胃拡張閾値が小さい。また，FDにおいて脂肪の注入にてグルコース注入よりもより頻繁に吐き気が出現する[13]。すなわち，FDにおいては脂肪摂取に対して過敏であり，ディスペプシア症状が誘発されやすいことが示唆されている。これらの報告に基づくと，FD発症予防のためには栄養のバランス，すなわち低脂肪食が有効であることが示唆される。

3. 嗜好品

　前節に述べたように，脂肪食がFD症状を誘発する可能性があるので，食事内容が重要と考えられる。FD症状発症と食物との関連について報告されているが，50％以上のFD患者にディスペプシア症状を誘発する食品として糖含有飲料，揚げ物，ベルペッパー，ソーセージ，コーヒー，赤身の肉，バナナなどが報告されている。健常対照者においてはこれらの食品での症状発現は0〜3.3％である[10,17]。また，週3回以上，日常的に摂取する食品としてミルクや麦食品，コーヒー，糖含有飲料，揚げ物，赤身の肉を摂取する頻度はFD群と健常対照群でも違いはない。すなわち摂取食品の偏りについては否定的である。

4. 食事のパターン

　食事のパターンについても，FDと健常者との間に違いはない[18]との報告がある一方，FDにおいては1日3回食事を摂る頻度が55%と，対照群（80%）と比較して低いとも報告されている[17]。

消化管ホルモンとFD

1. グレリンとFD

　グレリンは消化管ホルモンのなかで食欲を亢進させる唯一のペプチドホルモンである[19]。グレリンは，まず胃粘膜のX/A細胞から空腹期に分泌される。血中に分泌されたグレリンは血流にて運ばれ，迷走神経の求心性線維の神経末端にあるGHS受容体（GHS-R1a）に結合して情報が中枢に伝わる。グレリンは動物において，グレリン投与にて食欲が亢進し体重が増加することが示されているが[20]，臨床応用も検討されている。ヒトにおいて，正常者に投与することによって食欲が増加すること[21]，さらにがん患者においても食事量が増加すること[22]，またFD患者の食欲を高めることも報告されている[23]。さらに，ヒトにおいて胃排出能を亢進または回復させることも報告されている[24]。グレリンは生理的な食欲増加因子あるいは胃運動促進因子である可能性が高く，その分泌動態の異常がFD発症に関与することも想定できる。

　グレリンの生理的血中動態については，食事前や空腹時において血中濃度がピークに達し空腹感を強めているが，食物摂取によって急激に低下する[25]。また，ヒトにおいてはその血中濃度が体重BMIと逆相関し，肥満症では低く神経性食思不振症や低体重者においては高い。先天性肥満症を来すPrader-Willi症候群では血中グレリン濃度が高く，肥満の原因であることが推測されている[26]。胃の疾患との関連については胃炎との関連が数多く報告されており，これまでのデータでは胃粘膜萎縮にて血中グレリン値は低下し，また，*Helicobacter pylori*感染でも低下が示されている。しかし，FDにおける血中グレリン濃度については未だに結論は出ていない。

　Shinomiyaらは，女性FD群と健常コントロール群の血中グレリン濃度を測定し，有意差は認められないと報告した[27]。しかし，FD症状スコアと活性型グレリン濃度との間に有意な相関性があったことを示し，FDの病態に

グレリンが関与している可能性を示唆している。また，Suzukiらは，やはりFD群と健常コントロール群の間で血中グレリン濃度を比較し，総グレリン値および活性型グレリン値においてFD群で高く，さらに血中グレリン濃度とディスペプシア症状スコアが有意な相関を示すと報告している[28]。一方，Takamoriらは運動不全型FDにおいてはグレリン値が低いと報告している[29]。

以上のように，これまでの報告ではFD症における血中グレリン値について一致した結論は得られておらず，FD発症とグレリンの役割については未解決であり，血中グレリン値をFD診断のマーカーとするのは困難である。ただし，グレリンの静注によってFD症における食欲低下が改善する傾向にあることがわが国から報告されており，FD治療におけるグレリン投与の可能性が示唆されている。

2. CCK・PYYとFD

RomeⅢにおけるFDの定義において，もたれや膨満感，早期飽満感などの症候についてPDSとして食後の症状であることを強調して亜分類されている。すなわち，食物摂取がFDの症状発現に関与していることを明確にしている。食物摂取することによって消化吸収に関与する様々な生理活性物質が分泌されるが，その中のいくつかの消化管ホルモンは消化管運動あるいは食欲の調整作用のあることが知られている。CCKも消化管運動あるいは食欲の調整作用のある消化管ホルモンの1つであり，その生理作用として胆嚢収縮作用や膵液分泌増加作用がある。さらに，CCKは満腹中枢を刺激して食欲抑制作用があり[30]，さらに胃運動抑制作用があることも知られている。最近，CCKがFD発症に関与していることが示唆されており，FDの病態，特に食後の症状を明らかにするためには，CCKの作用およびFDにおけるCCKの役割を明確にする必要があると思われる。

CCKは十二指腸や空腸に局在するI細胞から分泌される。脂質やタンパク質あるいは炭水化物の摂取によって分泌が刺激されるが，脂質の摂取によるものが最も大きい。CCKは食事摂取後直ちに血中濃度が上昇し，10～30分以内にピークに達し，3～5時間は上昇が持続することが認められている[31]。CCKの作用として胃排出を抑制するが，生理的に認められる血中濃度にて胃排出が抑制されることが確認されており，胃排出抑制作用がCCKの生理作用であることが示されている。CCKの胃排出抑制は幽門の収縮を

V トピックス，展望

生じ，さらに前庭部と近位胃が弛緩することによって作用している．

一方，PYYも胃排出抑制作用や食欲抑制作用があることが知られている消化管ホルモンである．PYYはブタの小腸から分離され発見された36個のアミノ酸からなるペプチドホルモンで，小腸や大腸上皮のL細胞から分泌される．PYYには2種の分子型があるが，1つはPYY(1-36)であり，もう1つはPYY(3-36)である．PYYの主な分子型はPYY(3-36)であり，静注することによって食事摂取が抑制される．ヒトにおいては，生理的に生じる食後の濃度まで静注すると食事量が30%抑制される[32]．PYYは食後に分泌が開始され，ピークが2時間後であり，数時間高値が持続する．PYYは摂取された総カロリーに比例して分泌されるが，病的な状態としては炎症性腸疾患などで血中濃度が増加している．PYYはまた，エネルギー消費の増加や胃排出遅延，酸分泌抑制，さらに胆嚢収縮や膵液分泌抑制に働いていることも報告されている．

Philichiewiczらは高炭水化物食と高脂肪食を8人のFDと同数の健常人に与え，FD症状と食欲，CCK，PYY，グレリンの血中レベルなどへの影響について報告している[15]．FDでは，高脂肪食摂取によって高炭水化物食あるいは標準食を摂ったときより吐き気と腹痛の発現が大きい．また，空腹時と高脂肪食負荷時の血中CCK濃度は，FDにおいて健常人と比べて有意に大きい．一方，空腹時と高脂肪食負荷時の血中PYY濃度はFDでは健常人に比べて有意に低く，血中グレリン濃度には変化が認められていない．また，エネルギー摂取についてはFD群と健常者群との間で違いは認められなかった．これらの結果から，高脂肪食は同じカロリー量を有する高炭水化物食に比べてFD群においては明らかに症状を誘発することが推測できる．また，空腹時と食後の血中CCK濃度がFD群では健常人に比べて大きかった．これらの結果はFD発症に脂肪摂取が関与している可能性を示唆しており，食事療法の治療効果の可能性を示唆している．すなわち，FD症状の予防のためには高脂肪食を避けることが効果的である可能性を示している．さらに，血中CCK濃度の上昇がFDにおいてより大きいことから，CCK分泌増加がFD発症に関与している可能性も推測することができる．また，Philichiewiczらの検討では，FD群においてPYY濃度は低かった．PYYの分泌はCCKによって増加することが知られており，FDにおいて血

3. FDと生活習慣病関連因子

中CCK濃度の上昇がみられたことからFDにおける血中PYYの増加も予期されたが，結果は健常者より低かった．CCK増加によってPYY分泌が増加しさらに胃排出抑制を増長することも期待されたが，PYY濃度は減少しており，FD症状におけるPYYの病態生理学的役割は明らかでない．しかし，FD群において高脂肪食後の方が高炭水化物食後より血中PYY濃度は高いので，高脂肪食後のFD症状発現にはいくらか関与している可能性がある．PYYのFD病態における役割を明らかにするデータは極めて少なく，今後の検討が待たれるところである．

　一方，CCKの役割についてFeinleらの報告[14]では，FD症例と健常人との間で空腹時と十二指腸内脂肪投与において血中CCK濃度に差はないと報告されている．Feinleらは，バロスタットを用いて胃を拡張させ，さらに経管的に生食と10%と20%の2つの濃度の脂肪を与え，ディスペプシア症状と血中CCK濃度の変化を検討している．FDにおいて十二指腸内脂肪投与で胃の容積が増加しており，脂肪の摂取で胃のコンプライアンスが増加している．健常人ではFDよりもさらに胃の容積が拡張している．バロスタットによって圧を加えて胃を拡張している間，20%脂肪食投与においてはFDでは健常人に比べて有意に症状の増悪が認められた．しかし，脂肪の投与によってFDと健常人において血中のCCK濃度は増加するが，両群間には差は認められていない．すなわち，FDと健常人の間では脂肪に対するCCK分泌反応には違いがないことを示す結果である．また，CCK-A受容体拮抗薬のdexloxiglumideを投与すると，十二指腸内への脂肪投与による胃の容積増大とディスペプシア症状の増悪が抑止されている．さらに，バロスタットによる胃拡張の間，dexloxiglumide投与によって胃コンプライアンスとディスペプシア症状は減少している．すなわち，脂肪食投与によるディスペプシア症状発現と胃コンプライアンスの増加にCCKが関与していることを示している．また，脂肪食投与による血中CCK濃度の変化にはFDと健常人との間に差がないことから，FD発症の病態にはCCK分泌の増加があるのではなく，血中CCKへの感受性の増大が関与していることが示唆されている．

　また，Chuaらは30人のnon-ulcer dyspepsia (FD) と20人の健常人，10人の十二指腸潰瘍症に対してCCK-8 (6ng/kg/min) を投与して症状の発現

への影響を二重盲検クロスオーバー法にて検討している[33]。FD群では30人中27人がCCK-8静注によって症状発現が認められ，最もよく認められた症状は腹痛と腹部膨満，もたれ感，吐き気，そして嘔吐である。健常人においては20人中4人において軽度の吐き気が，さらに4人に腹痛が認められたのみであった。十二指腸潰瘍症においては10人中1人にのみディスペプシア症状が認められたのみであった。また，生食を静注した例には1人も症状のあるものは認められなかった。Chuaらは機序についても検討しており，FDにおけるCCK-8投与による症状発現はアトロピン投与によって十分に症状の消失が認められている。さらに，CCK-A受容体拮抗薬loxiglumide 800mgの経口投与によって，同様にディスペプシア症状の治療が成功している。また，固形食の胃排出に対するCCK投与の影響を見ても，FDにおいては健常人と比べて50%排出時間が有意に延長している。ChuaらのFDにおいてもFDにおいてはCCKに対する感受性の亢進があり，それがFD発症の要因である可能性を推測している。

まとめ

FDをはじめ機能性消化管疾患（FGID）の病態機序は，まだ不明瞭のままである。ただし，RomeⅢ基準において食後のディスペプシア症状が重視されているように，食物摂取とそれに対する生理的反応がFD発症に大いに関与している可能性が大きい。本項において論ぜられた脂肪摂取は，誘発因子あるいは増悪因子としての可能性が高い。また，脂肪によって刺激を受けるCCKもFDの病態に関与している可能性が高い。これらを踏まえて，FDにおける食生活のあり方を確立する必要があり，さらに薬物治療への応用あるいは今後の創薬の方向性として示唆されていると思われる。

3. FDと生活習慣病関連因子

参考文献

1) Tack J et al: Functional gastroduodenal disorders. Gastroenterology 130: 1466-1479, 2006
2) Talley NJ et al: Functional dyspepsia, delayed gastric emptying, and impaired quality of life. Gut 55: 933-939, 2006
3) Tack J et al: Symptoms associated with hypersensitivity to gastric distension in functional dyspepsia. Gastroenterology 121: 526-535, 2001
4) Feldman M, Schiller LR: Disorders of gastrointestinal motility associated with diabetes mellitus. Ann Intern Med 98: 378-384, 1983
5) Ko GT et al: Gastrointestinal symptoms in Chinese patients with Type 2 diabetes mellitus. Diabet Med 16: 670-674, 1999
6) Clark DW, Nowak TV: Diabeteic gastroparesis. What to do when gastric emptying is delayed. Postgrad Med 95: 195-198, 1994
7) Sambin P: Changes in gastrointestinal motility in the diabetic. Ann Gastroenteral Hepatol(Paris) 21: 13-14, 1985
8) Abrahamsson H: Gastrointestinal motility disorders in patients with diabetes mellitus. J Intern Med 237: 403-409, 1995
9) Ishii M et al: Altered postprandial insulin requirement in IDDM patients with gastroparesis. Diabetes Care 17: 901-903, 1994
10) Carvalho RV et al: Food intolerance, diet composition, and eating patterns in functional dyspepsia patients. Dig Dis Sci 55: 60-65, 2010
11) Houghton LA et al: Sensitivity to nutrients in patients with non-ulcer dyspepsia. Eur J Gastroenterol Hepatol 5: 109-113, 1993
12) Feinle-Bisset C et al: Role of cognitive factors in symptom induction following high and low fat meals in patients with functional dyspepsia. Gut 52: 1414-1418, 2003
13) Barbera R et al: Nutrient-specific modulation of gastric mechanosensitivity in patients with functional dyspepsia. Dig Dis Sci 40: 1636-1641, 1995
14) Feinle C et al: Role of duodenal lipid and cholecystokinin A receptors in the pathophysiology of functional dyspepsia. Gut 48: 347-355, 2001
15) Pilichiewicz AN et al: Functional dyspepsia is associated with a greater symptomatic response to fat but not carbohydrate, increased fasting and postprandial CCK, and diminished PYY. Am J Gastroenterol 103: 2613-2623, 2008
16) Casaubon PR et al: Intravenous fat emulsion (intralipid) delays gastric emptying, but does not cause gastroesophageal reflux in healthy volunteers. J Parenter Enteral Nutr 13: 246-248, 1989
17) Mullan A et al: Food and nutrient intakes and eating patterns in functional and organic dyspepsia. Eur J Clin Nutr 48: 97-105, 1994
18) Cuperus P et al: Eating patterns in functional dyspepsia: a case control study. Eur J Clin Nutr 50: 520-523, 1996
19) Wren AM, Bloom SR: Gut hormones and appetite control. Gastroenterology 132: 2116-2130, 2007
20) Tschöp M et al: Ghrelin induces adiposity in rodents. Nature 407: 908-913, 2000

21) Wren AM et al: Ghrelin enhances appetite and increases food intake in humans. J Clin Endocrinol Metab 86: 5992, 2001
22) Neary NM et al: Ghrelin increases energy intake in cancer patients with impaired appetite: acute, randomized, placebo-controlled trial. J Clin Endocrinol Metab 89: 2832-2836, 2004
23) Akamizu T et al; FD Clinical Study Team: Repeated administration of ghrelin to patients with functional dyspepsia: its effects on food intake and appetite. Eur J Endocrinol 158: 491-498, 2008
24) Tack J et al: Influence of ghrelin on gastric emptying and meal-related symptoms in idiopathic gastroparesis. Aliment Pharmacol Ther 22: 847-853, 2005
25) Cummings DE et al: A preprandial rise in plasma ghrelin levels suggests a role in meal initiation in humans. Diabetes 50: 1714-1719, 2001
26) DelParigi A et al: High circulating ghrelin: a potential cause for hyperphagia and obesity in Prader-Willi syndrome. J Clin Endcrinol Metab 87: 5461-5464, 2002
27) Shinomiya T et al: Plasma acylated ghrelin levels correlate with subjective symptoms of functional dyspepsia in female patients. Scand J Gastroenterol 40: 648-653, 2005
28) Suzuki H et al: Therapeutic strategies for functional dyspepsia and the introduction of the Rome III classification. J Gastroenterol 41: 513-523, 2006
29) Takamori K et al: Relation among plasma ghrelin level, gastric emptying, and psychologic condition in patients with functional dyspepsia. J Clin Gastroenterol 41: 477-483, 2007
30) Gibbs J et al: Cholecystokinin decreases food intake in rats. J Comp Physiol Psychol 84: 488-495, 1973
31) Liddle RA et al: Cholecystokinin bioactivity in human plasma. Molecular forms, responses to feeding, and relationship to gallbladder contraction. J Clin Invest 75: 1144-1152, 1985
32) Batterham RL et al: Gut hormone PYY(3-36) physiologically inhibits food intake. Nature 418: 650-654, 2002
33) Chua AS et al: Cholecystokinin hyperresponsiveness in dysmotility-type nonulcer dyspepsia . Ann N Y Acad Sci 713: 298-299, 1994

V トピックス，展望

4 FDの分子機構：末梢性内臓知覚過敏と温度感受性TRPV1チャネル

堀江 俊治　　松木 健次郎　　田嶋 公人

温度感受性TRPチャネルとは

　温度感覚は，温度刺激が知覚神経の自由神経終末において活動電位に変換され，知覚神経を介して脳に伝えられる。高温や低温は生命を脅かすので，その温度感覚は危険を避けるための強いシグナルになっている。約43℃以上と約17℃以下の温度は痛みをもたらすが，これは高温・低温の温度感覚にプラスして痛みを加えることによって脳の対応を素早くするためと考えられる。近年，体がどのようなしくみで温度を感じているかに関する研究が著しく進展し，求心性一次知覚神経に発現している温度感受性transient receptor potential（TRP）チャネルが関与していることが見出された。これらのチャネルは6回の膜貫通領域を有する非選択的陽イオンチャネルである。

　熱刺激受容体（バニロイド受容体）transient receptor potential vanilloid subtype 1（TRPV1）は，初めて分子実体が明らかとなった温度感受性受容体である。このTRPV1以外にもTRPイオンチャネルスーパーファミリーのうちから温度感受性のイオンチャネルがいくつか見出されている[1]（図1）。熱刺激受容体TRPV1，高熱刺激受容体TRPV2が高い温度を感じる受容体であるのに対し，ワサビ成分にも反応する冷刺激受容体TRPA1，メントールにも反応する涼刺激受容体TRPM8は冷たい温度を感受する。これらの温度感受性TRPチャネルは温度刺激のみならず，刺激性有機化合物によっても活性化されるというユニークな特徴を有する。

　カプサイシンが求心性一次知覚神経に発現しているTRPV1に結合すると，TRPV1を介して細胞外から細胞内にカルシウムイオンやナトリウムイ

V トピックス，展望

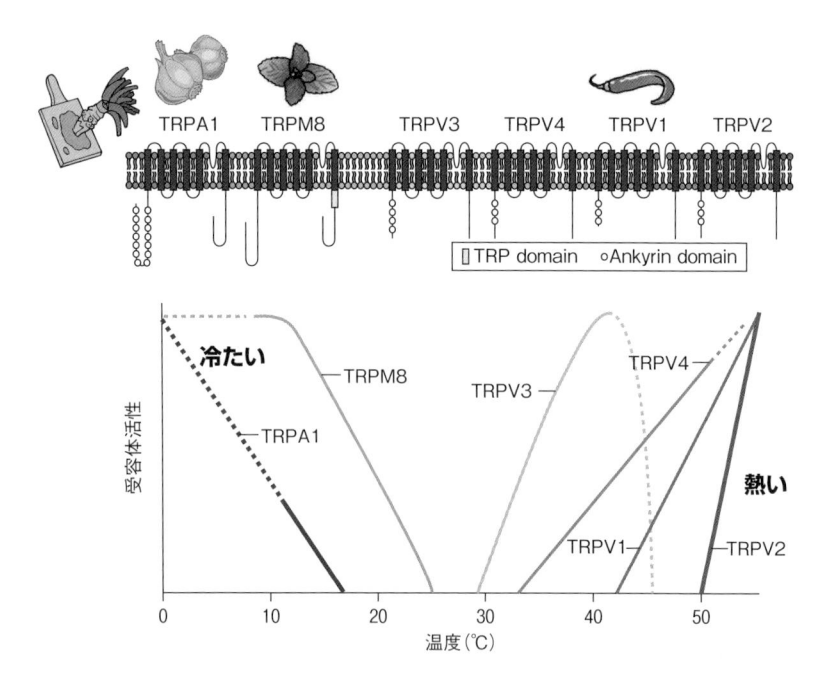

図1 温度感受センサーとしてのTRPチャネル
温度に依存してチャネル活性が変化する TRP チャネルは，熱い，温かい，冷たいを感受する．　【カラー図譜 p.11 参照】

オンが流入し，これが引き金となって神経細胞に活動電位が発生する．また，43℃を超える熱刺激や酸（プロトン）によっても活性化される[2]（図2）．TRPV1が活性化されるこの43℃という高温は生体に痛みを引き起こす温度閾値でもあることから，TRPV1は単に温度を感受するだけでなく，侵害性刺激（発痛刺激）を感受する役割も有する．

消化管におけるTRPV1発現知覚神経の分布とその役割

1. 胃

腸管の知覚神経は，細胞体を筋間神経叢あるいは粘膜下神経叢に持つ内在性知覚神経と，細胞体を脊髄後根神経節あるいは節上神経節に持つ外来性知覚神経に，大きく分類される（図3）．この中で，平滑筋層，筋間神経叢，

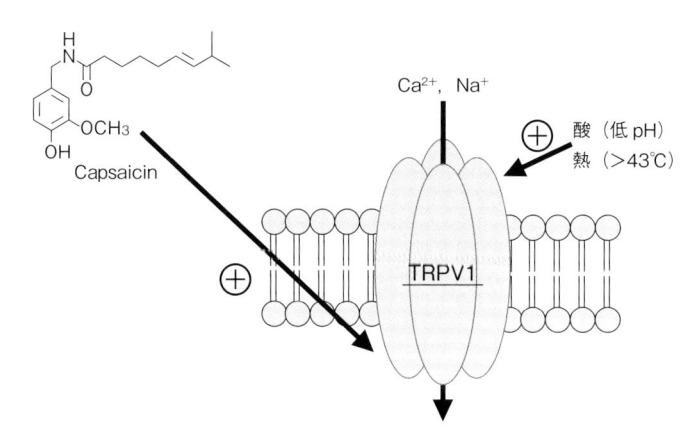

4. FD の分子機構：末梢性内臓知覚過敏と温度感受性 TRPV1 チャネル

図2 Transient receptor potential vanilloid subtype 1 (TRPV1) の構造
カプサイシン，熱，酸に反応してカチオンチャネルが開孔する．カプサイシンの作用点は細胞膜の内側にある．

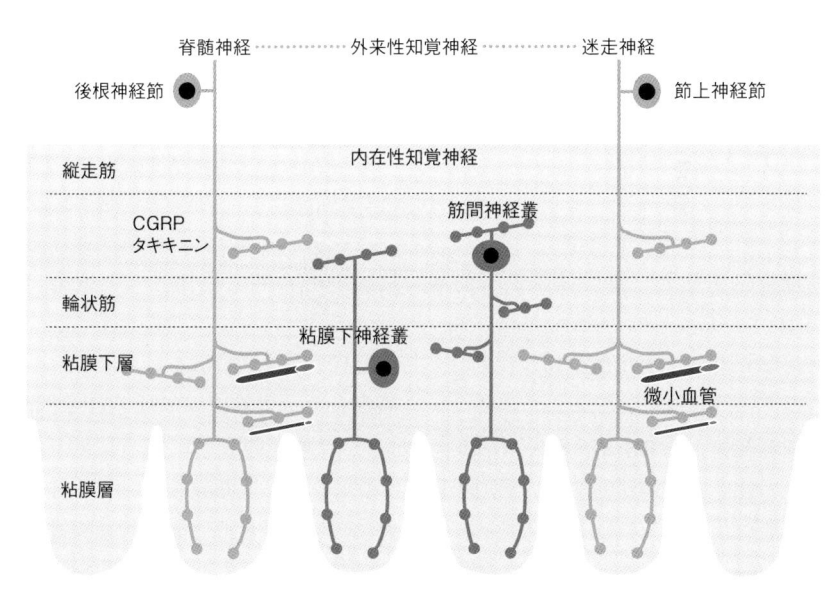

図3 胃の情報を感受する外来性および内在性知覚神経
内在性知覚神経の細胞体は筋間神経叢，あるいは粘膜下神経叢にある．外来性知覚神経の細胞体は後根神経節，あるいは節上神経節にある．

145

Ⅴ トピックス, 展望

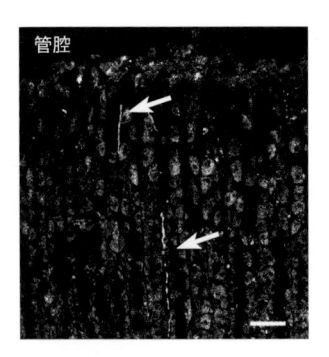

図4 アンテナのように胃内管腔側に伸びるTRPV1神経
TRPV1を免疫組織化学的手法により染色し, 共焦点レーザー顕微鏡にて観察した. 胃粘膜におけるTRPV1神経は胃腺に沿ってまっすぐに走っており, 胃内腔に接する被蓋上皮細胞の近くまで到達していたが, 管腔へは突き抜けていない. 【カラー図譜 p.11 参照】

粘膜下層や粘膜層に分枝を持つような外来性知覚神経がカプサイシンに感受性であることが知られており, その多くは脊髄後根神経節由来の脊髄神経, 一部は節上神経節由来の迷走神経であるとされている. これらの2つの求心性知覚神経経路を通って, 中枢神経系に異なる情報が伝達されている.

TRPV1発現神経はカプサイシン感受性知覚神経とも呼ばれる求心性一次知覚神経で, 食道から直腸に至る消化管全域に存在し, 外部侵害刺激を感受し, 粘膜防御機構を賦活させると考えられている. 消化管の横断切片を免疫染色すると, 壁内神経叢や筋層, 粘膜下層の外来性知覚神経線維にTRPV1が発現していた[3].

私たちもラット胃体部切片において, TRPV1が胃粘膜層をはじめすべての層で神経線維上に発現していることを観察した. 胃粘膜層ではTRPV1発現神経線維が胃腺に沿うように走っており, 胃粘膜の表層にある被蓋上皮細胞の近くまで到達していた[4]（図4）. 胃の求心性一次知覚神経は胃管腔内の胃酸や化学物質に反応するため, 胃粘膜におけるTRPV1発現神経線維はこれら浸潤した胃酸や辛味性化学物質を受容するアンテナ的な役割を担っていると考えられる.

TRPV1発現神経線維は, 粘膜下層の血管周囲と筋間神経叢に豊富に存在していることも観察された[4]. これらの知見は, カプサイシン感受性TRPV1

発現知覚神経線維が胃粘膜血流と平滑筋運動を調節していることを示している。また，壁内神経叢では，TRPV1発現知覚神経が内在性神経の細胞体を取り囲むような形態をとっており，壁内神経系と中枢神経系との間の情報伝達に重要な役割を担っていると推察される。ラット胃横断切片におけるTRPV1発現神経線維の分布を比較すると，前胃部，胃体部と比較して胃幽門洞部に最も多く分布していた。胃幽門洞はヒト胃潰瘍の好発部位であることから，カプサイシン感受性知覚神経は胃潰瘍と密接に関連していることが考えられる。動物実験でTRPV1チャネルを遮断したり，カプサイシン神経を機能不全処置したりすると，ラット胃幽門洞潰瘍がさらに悪化することが知られているが，これは胃幽門洞部にTRPV1発現神経線維が多いためであると考えられる。

TRPV1発現神経線維は，カルシトニン遺伝子関連ペプチド（calcitonin gene-related peptide: CGRP）やサブスタンスPを含有する神経線維とほぼ一致している。また，一部は神経型NO合成酵素と共存していた[5]。CGRP，サブスタンスPやNOは，胃粘膜血流，胃酸分泌，胃粘液分泌に影響を及ぼすことが知られており，TRPV1発現神経はこれら神経伝達物質遊離を介して胃機能を調節していると考えられる（図5）。求心性一次知覚神経終末のTRPV1が活性化すると，軸索-軸索反射によりCGRP，サブタンスPやNOが放出される。これが毛細血管の拡張と血管透過性亢進を引き起こし，神経原性炎症が惹起される。さらに，知覚神経終末周囲ではプロスタグランジンが産生され，TRPV1を増感作して痛みや炎症の増強をもたらす。TRPV1の活性化は侵害刺激受容の第一ステップとなるが，同時にCGRP，サブタンスPやNOによって傷害部位の治癒を促し，胃粘膜防御反応にもなっている。

2. 食　道

ラット下部食道におけるTRPV1神経線維は，粘膜下層の血管周囲，筋間神経叢に観察された。また，管腔側の重層扁平上皮細胞においてもTRPV1免疫反応性がわずかに検出された。食道粘膜において侵害刺激に対するセンサーとしてのTRPV1の機能を考える上で，胃粘膜層と食道粘膜層においてTRPV1の発現している細胞の違いは興味深い。

カプサイシン感受性知覚神経は，軸索-軸索反射によって管腔や腸管壁の

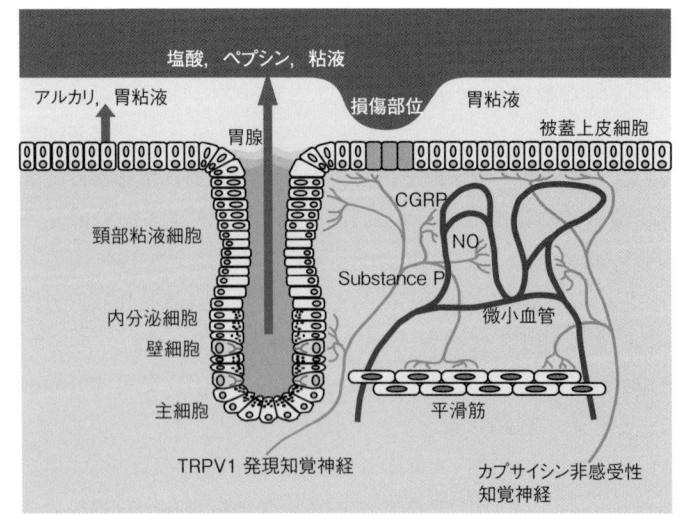

図5 TRPV1神経により遊離したカルシトニン遺伝子関連ペプチド（CGRP），サブスタンスP，一酸化窒素（NO）は胃機能を調節する

化学的変化や物理的変化に応答している．また，カプサイシン感受性知覚神経と腸管内在性知覚神経との相互作用が，消化活動，血流，運動性，分泌活動に影響を与えている[6,7]．免疫組織学的検討結果は，カプサイシン感受性知覚神経が様々な消化管の機能に関わっていることを支持するものとして重要な知見である．

機能性ディスペプシア（FD）と内臓知覚過敏性

非びらん性胃食道逆流症，機能性ディスペプシア（FD），過敏性腸症候群といった機能性消化管疾患の病因の1つとしてこの内臓知覚過敏が挙げられる．内臓知覚過敏とは，消化管における侵害刺激に対する知覚受容が過敏になっている状態を表し，知覚閾値が低下している異痛症（アロディニア）と，通常の刺激程度に対してより強く知覚を自覚する痛覚過敏症に分けられる．また，知覚過敏性にはその成因から，侵害受容器に原因がある末梢性知覚過敏と，精神的な要因が関連する中枢性知覚過敏に分けられる．消化管における侵害刺激系としては，①消化管の運動や内圧の上昇な

どによる伸展刺激や，②胃酸や食物などによる化学的刺激がある。

　FDの患者において機械刺激や化学刺激に対する反応を調べてみると，半分の患者に知覚過敏が認められている。非びらん性胃食道逆流症の患者において，酸の曝露に伴いTRPV1発現神経数が増加していることが報告された。しかし，この増加は症状の悪化には相関していなかった[8]。

　伸展刺激の方では，胃の排出能の低下により胃内に食物が長時間停滞し，持続的に胃壁が伸展される。さらに，胃適応性弛緩反応障害が引き起こされ，胃の内圧の上昇から胃壁の過剰な伸展刺激がもたらされる。これらのイベントが複合的に働き，知覚過敏性を介して食後膨満感や早期飽満感，腹部不快感，痛みなどが引き起こされると考えられる。

　胃酸の基礎分泌あるいは最大刺激分泌は，FD患者と健常人では差がなく，過剰な胃酸分泌はディスペプシア症状の発現には直接的には関与しないとされている。ところが，十二指腸への胃酸の曝露があると，十二指腸ブレーキにより適応性弛緩が抑制され，上述と同様の機序により内臓知覚過敏が惹起される。健常人においても，十二指腸に塩酸を注入すると，ディスペプシア症状（膨満感，嘔気，痛み）が報告されている[9]。このように，胃酸過剰ではなく，生理的範囲内の胃酸分泌量が間接的に内臓知覚過敏を引き起こしている。プロトンポンプ阻害薬がFDに有効であるのは，完全に胃酸分泌を止めてしまうためであると考えられる。

消化管の末梢性知覚過敏とTRPV1の発現増大

　胃粘膜の化学受容体刺激は痛みや不快感などの症状を引き起こすが，伸展刺激も機械受容体のみならず化学受容体を介した刺激伝達が行われている。覚醒下マウスの実験では，遠位結腸にカプサイシンを投与すると，疼痛反応が観察された[10]。この反応はTRPV1を介するものであるが，カプサイシンを投与して初めて観察される反応であり，正常時はサイレントである。TRPV1ノックアウトマウスを用いた検討では，消化管壁への加圧刺激に伴う疼痛反射反応が減弱している[11]。このように，TRPV1は伸展刺激による内臓痛にも重要な役割を演じていることがわかってきた。

　デキストラン硫酸惹起大腸炎モデルマウスにおいて，カプサイシン結腸内投与による疼痛反射が増加することも報告された[12]。また，生後10日後

V トピックス，展望

のラットに0.5%酢酸を結腸内投与しアダルトになったところで実験に供したところ，消化管の組織的変化は観察されなかったが，消化管壁への伸展刺激による疼痛反応が増大することも報告された。この感受性増大にはTRPV1発現増大の関与が示されている[13]。このように，炎症によって引き起こされる下部消化管の痛覚過敏性にはTPRV1反応性増大が関与していると考えられる。

ヒトにおいて，消化管運動異常による便秘や下痢では高頻度で腹痛を伴っており，これは消化管知覚過敏によると考えられるが，過敏性腸症候群の患者の直腸S状部の粘膜検体においてTRPV1が健常者と比べて3.5倍に増加することが報告された[14]。さらに，炎症性腸疾患や胃食道逆流症の患者の結腸組織検体においてもTRPV1の増大が認められている[15]。TRPV1のタンパク量は炎症後2日で増加するため，TRPV1の量的変化が炎症に関連した痛覚過敏に関与することは間違いない。このように，TRPV1の発現上昇が消化管痛覚過敏性に関与することが明らかにされつつある。

TRPV1発現神経線維の増加とTRPV1の増感作

FDの患者において，カプサイシン投与による知覚スコアが健常人と比較して上昇することが報告された[16]。したがって，FDではカプサイシンに対しての反応性が過敏になっていると考えられる。FDにおいても，胃におけるTRPV1神経線維の増加およびTRPV1の増感作が惹起されていると推定される。

このTRPV1反応性増大がなぜ起こるかについてであるが，これについてはまだよくわかっていない。神経成長因子（nerve growth factor: NGF）やその受容体である神経栄養因子受容体TrkAが，腸の炎症部位において産生増大することが報告されている[14]。ラット酢酸潰瘍モデルにおいて，胃壁加圧刺激に対する痛覚過敏性は抗NGF抗体によって抑制されている[17]。したがって，粘膜の炎症部位においてマクロファージなどの免疫細胞からNGFが遊離されTrkAに作用して，TRPV1発現神経線維数の増大を惹起しているものと推察される。

炎症性痛覚過敏のもう1つのメカニズムとして，炎症性メディエーターがTRPV1の機能を増強することが提唱されている[2]。すなわち，炎症時に

産生されるブラジキニンなどが知覚神経に存在するその受容体を刺激すると,細胞内情報伝達系を介してプロテインキナーゼC(PKC)が活性化され,TRPV1をリン酸化するというものである。このリン酸化により,TRPV1の温度閾値が体温以下に低下し,体温で活性化されて痛みを惹起する。このメカニズムが,消化管における炎症による知覚過敏に関与していると考えられる。

また,プロテアーゼ受容体PAR2(proteinase-activated receptor 2)は炎症に関与することが知られているが,炎症時に放出されるトリプシンなどがPAR2に作用し,PKCによるリン酸化を介してTRPV1機能を増強させることが報告されている[18]。さらに,炎症時放出されるプロスタグランジンE_2やプロスタグランジンI_2も,それぞれプロスタノイドEP_1受容体やIP受容体を刺激し,TRPV1をリン酸化して機能増強を起こす[19]。プロスタグランジンE_2,プロスタグランジンI_2を野生型マウスの足蹠皮下に投与した後,熱性痛覚過敏反応が観察された。この痛覚過敏反応は,TRPV1欠損マウスにおいては観察されず,個体レベルでGタンパク共役型受容体とTRPV1チャネルとの間に機能連関があることを示している。

このように,知覚神経終末で炎症メディエーターはそれぞれのGタンパク共役型受容体に作用し,TRPV1をリン酸化することによって温度受容の閾値低下を引き起こし,知覚過敏性をもたらすと考えられる。

結 語

FDは心窩部の痛みやもたれ,飽満感などを呈する病態である。その中でディスペプシア症状(上腹部愁訴)は,①心窩部痛,②心窩部灼熱感,③もたれ感,そして④早期飽満感の4つとして定義される。これらの症状は中枢性と末梢性要因が複合されて惹起されているものと思われるが,とりわけ胃食道組織における知覚過敏性の関与が大きいと考えられる。この知覚過敏性には,温度感受性TRPV1の増感作および発現神経軸索の増加が大きな要因になると思われる。TRPV1のほかにも,冷刺激受容体TRPA1や涼冷刺激受容体TRPM8の関与も考えられる。後肢に炎症惹起したラットの後根神経節においてNGF依存性にTRPA1発現が増大しており,ラットに低温痛覚過敏を引き起こすことが報告されている[20]。

V トピックス，展望

　痛覚過敏性の有望な創薬標的として温度感受性TRPチャネルが注目を集め，創薬研究が盛んに行われている。これらの温度センサーチャネルは知覚神経終末や皮膚角質細胞等の疼痛発生部位を含む痛覚伝導路に広く分布し，病態時においてはTRPV1発現量の増加やチャネル機能亢進が認められ，熱・冷痛覚過敏，機械アロディニアや自発痛といった神経障害性疼痛の特徴的な症状に密接に関与することが報告されてきた。これまでに温度感受性TRPチャネルが感覚情報（特に疼痛）の変換器としての役割を果たしていることが確立し，多くの製薬企業がこれらのチャネルを標的とした新規鎮痛薬の研究開発を精力的に実施している。

　現在，TRPV1チャネル遮断薬は炎症性疼痛治療薬としての開発が有望視されている。探索的臨床試験において有効性が観察された例はあるものの，体温上昇の副作用などにより，成功裏に第Ⅱ相試験を終えた医薬品は未だに存在しない。TRPV1チャネルアゴニストの研究開発については，高濃度カプサイシンパッチが承認され，臨床応用が既に始まっており，さらに濃度，剤型，投与ルートの異なるTRPV1チャネルアゴニストの多様な治療戦略がヒトで検証されつつある。これらに共通の課題として投与初期の重篤な灼熱感が挙げられるが，脱感作作用を維持しつつ刺激性の低いTRPV1チャネルアゴニストの開発も進行しつつある。さらに，TRPA1チャネル遮断薬に関しては臨床での検証がまさに始まりつつある。TRPV1やTRPA1を含めてどの温度感受性TRPチャネルタイプが鎮痛薬の標的として優れているのかについて，次第に明らかになるであろう。

　TRPV1遮断薬は，胃食道逆流症による知覚過敏性に対して改善効果があることが報告された[21]。私たちも，下痢腹痛に用いられるアフリカ伝承民間薬ボアカンガからTRPV1/TRPM8チャネルデュアルブロッカー voacangineを見出している[22]。このように，機能性消化管障害による知覚過敏性の改善に向けた新たな標的分子として，温度感受性TRPチャネルの研究伸展と創薬が期待される。

参考文献

1) Patapoutian A et al: ThermoTRP channels and beyond: mechanisms of temperature sensation. Nat Rev Neurosci 4: 529-539, 2003
2) 富永真琴：温度受容の分子機構－TRPチャネル温度センサー－．日薬理誌 124: 219-227, 2004
3) Ward SM et al: Distribution of the vanilloid receptor (VR1) in the gastrointestinal tract. J Comp Neurol 465: 121-135, 2003
4) Horie S et al: Protective role of vanilloid receptor type 1 in HCl-induced gastric mucosal lesions in rats. Scand J Gastroeonterol 39: 303-312, 2004
5) Raimura M et al: Neuronal nitric oxide synthase-derived nitric oxide is involved in gastric mucosal hyperemic response to capsaicin in rats. Pharmacology 92: 60-70, 2013
6) Barthó L et al: Effects of capsaicin on visceral smooth muscle: a valuable tool for sensory neurotransmitter identification. Eur J Pharmacol 500: 143-157, 2004
7) Holzer P: Efferent-like roles of afferent neurons in the gut: Blood flow regulation and tissue protection. Auton Neurosci 125: 70-75, 2006
8) Bhat YM, Bielefeldt K: Capsaicin receptor (TRPV1) and non-erosive reflux disease. Eur J Gastroenterol Hepatol 18: 263-270, 2006
9) Lee KJ et al: Dyspeptic symptoms associated with hypersensitivity to gastric distension induced by duodenal acidification. J Gastroenterol Hepatol 21: 515-520, 2006
10) Laird JM et al: A new model of visceral pain and referred hyperalgesia in the mouse. Pain 92: 335-342, 2001
11) Jones RC 3rd et al: The mechanosensitivity of mouse colon afferent fibers and their sensitization by inflammatory mediators require transient receptor potential vanilloid 1 and acid-sensing ion channel 3. J Neurosci 25: 10981-10989, 2005
12) Eijkelkamp N et al: Increased visceral sensitivity to capsaicin after DSS induced colitis in mice: spinal cord c-Fos expression and behavior. Am J Physiol Gastrointest Liver Physiol 293: G749-757, 2007
13) Winston J et al: The vanilloid receptor initiates and maintains colonic hypersensitivity induced by neonatal colon irritation in rats. Gastroenterology 132: 615-627, 2007
14) Chan CL et al: Sensory fibres expressing capsaicin receptor TRPV1 in patients with rectal hypersensitivity and faecal urgency. Lancet 361: 385-391, 2003
15) Yiangou Y et al: Vanilloid receptor 1 immunoreactivity in inflamed human bowel. Lancet 357: 1338-1339, 2001
16) Hammer J et al: Hypersensitivity for capsaicin in patients with functional dyspepsia. Neurogastroenterol Motil 20: 125-133, 2008
17) Lamb K et al: Nerve growth factor and gastric hyperalgesia in the rat. Neurogastroenterol Motil 15: 355-361, 2003
18) Dai Y et al: Proteinase-activated receptor 2-mediated potentiation of transient receptor potential vanilloid subfamily 1 activity reveals a mechanism for proteinase-induced inflammatory pain. J Neurosci 24: 4293-4299, 2004
19) Moriyama T et al: Sensitization of TRPV1 by EP1 and IP reveals peripheral nociceptive mechanism of prostaglandins. Mol Pain 1: 3, 2005

20) Obata K et al: TRPA1 induced in sensory neurons contributes to cold hyperalgesia after inflammation and nerve injury. J Clin Invest 115: 2393-2401, 2005
21) Peles S et al: Differential effects of transient receptor vanilloid one (TRPV1) antagonists in acid-induced excitation of esophageal vagal afferent fibers of rats. Neuroscience 161: 515-525, 2009
22) Terada Y et al: Activation and inhibition of thermosensitive TRP channels by voacangine, an alkaloid present in Voacanga africana, an African tree. J Nat Prod 77: 285-297, 2014

索引

● 欧文

CCK ······················· 75, 137
enteric nervous system (ENS) ···· 86, 87
epigastric pain syndrome (EPS)
　·························· 14, 15, 56
F- スケール (改訂) ········ 36, 59, 60
FD
　—概念 ······················ 14
　—鑑別診断 ················· 56
　—関与する遺伝子多型 ········ 68
　—質問票 ···················· 34
　—症状 ······················ 33
　—心身医学的病態 ············ 48
　—心身医学的臨床研究 ········ 48
　—診断 ······················ 32
　—心理的側面 ················ 45
　—成因 ······················ 27
　—増加 ······················ 24
　—病型分類 ·················· 33
　—有病率 ···················· 21
FGID ························ 21
Frequency Scale of the Symptom of
　GERD (FSSG) ········ 36, 59, 60
gastroparesis ················ 59, 89
GastroEsophageal Reflux and Dyspepsia Therapeutic Efficacy and Symptom Test (GERD-TEST) ········· 37
Gastrointestinal Symptom Rating Scale (GSRS) ······················ 34
GERD ························ 13
Global Overall Symptom score (GOS)
　································ 34
GRADE システム ········ 107, 120
$H.\ pylori$ 胃炎 ············· 79, 109
$H.\ pylori$ 感染 ····· 40, 88, 109, 117
　—率 ························ 24
$H.\ pylori$ 関連ディスペプシア
　··············· 40, 67, 80, 104, 109, 120
$H.\ pylori$ 除菌治療 ············· 99
　—効果 ····················· 118
H_2RA ····················· 96, 110
Izumo QOL Scale ············· 36
Naniwa Scale ················ 37
NERD ······················· 57
non-ulcer dyspepsia ··········· 13
postprandial distress syndrome (PDS)
　·························· 14, 15, 56
PPI ························ 97, 110
pri-miR-325 ·················· 66
PYY ························ 137

Rome 委員会 …………………………… 116
Rome Ⅲ 基準 ……………… 13, 14, 32, 46
　　　―日本の実臨床 ………………… 16
　　　―問題点 …………………………… 15
SCN10A ………………………………… 66
SSRI ……………………………………… 99
tripartite system ……………………… 91, 93
TRPV1 ……………………… 66, 143, 149
　　　―構造 …………………………… 145
　　　―発現神経線維 ………………… 150
　　　―発現知覚神経 ………………… 144

● あ

アコチアミド ………… 98, 103, 111, 112
アセチルコリンエステラーゼ阻害薬
　………………………………………… 98
アロセトロン ……………………………… 98
胃運動 …………………………………… 41
胃酸 ……………………………………… 75
　　　―分泌 …………………………… 41
胃食道逆流症 …………………………… 13
出雲スケール …………………………19, 36
胃適応性弛緩反応 ……………………… 73
遺伝子型（日本人）……………………… 66
遺伝子多型 …………………………64, 68
イトプリド ……………………………98, 110

胃内環境 ………………………………… 24
胃の形態 ………………………………… 42
胃排泄遅延 ……………………………… 71
飲水超音波検査法 ……………………… 101
うつ ……………………………………… 50
オーバーラップ ………………………… 24
温度感受性 TRP チャネル …………… 143

● か

ガイドライン …………………………… 107
カプサイシン …………………………98, 143
　　　―感受性知覚神経 ……………… 146
　　　―パッチ ………………………… 152
感染後 FD ……………………………… 82
感染後 IBS …………………………81, 82
漢方薬 ……………………………………99, 113
季節性 …………………………………… 28
機能性消化管疾患 ……………………21, 29
　　　―診療ガイドライン2014 … 107, 119
機能性消化管障害研究会 ……………… 47
機能性ディスペプシアの概念 ………… 14
　　⇒ FD を参照
筋層間神経叢 …………………………91, 146
グリア細胞 ……………………………89, 91
グレリン ………………………………74, 136
抗うつ薬 ………………………………99, 113

索引

好酸球性消化管疾患……………61
抗不安薬……………………99, 113
コレシトキニン（CCK）………75, 137

●さ

三大栄養素……………………134
酸分泌抑制薬…………………96
自覚症状………………………33
嗜好品…………………………135
疾患関連細菌種の探索………130
質問票…………………………34
十二指腸粘膜内炎症…………80
消化管運動……………………71
　　　―機能改善薬…………97, 110
消化管ホルモン………………136
上腹部症状……………………16
上腹部不定愁訴………………13
食後愁訴症候群………………14, 15, 56
食事・生活指導………………110
食事パターン…………………136
食物不耐症……………………134
心身医学的診療………………49
心身症…………………………45, 46
身体状態………………………52
心理社会的ストレス…………47
心理社会的評価尺度…………52

心理社会的要因………………25
　　　―簡易評価法…………51
心理状態………………………52
心理的障害……………………47
心療内科的治療………………113
心窩部痛症候群………………14, 15, 56
診断と治療のフローチャート…58, 108
ストレス………………………27, 73, 90
生活習慣病関連因子…………134
精神疾患………………………50
セロトニン 5-HT$_3$ 受容体拮抗薬……98
セロトニン 5-HT$_4$ 受容体拮抗薬……98
選択的セロトニン再取り込み阻害薬
　………………………………99
総カロリー……………………134

●た

タンドスピロン………………113
知覚神経………………………144
腸管神経系（ENS）……………86-90
腸内細菌叢との関連疾患……129
腸内マイクロバイオーム……123
　　　―と疾患………………129
治療薬…………………………96
ディスペプシアの定義………12
糖尿病…………………………134

157

糖尿病性 gastroparesis ················59, 89
トリメブチン ··························98, 110
トレーニング（心理社会的側面）·····53
ドンペリドン ·························98, 110

● な

内在性知覚神経·························145
内視鏡所見 ·······························39
内臓知覚過敏····················76, 148
日本人 FD の遺伝子型················66
熱刺激受容体····························143
粘膜（組織）炎症··············79, 88
脳腸相関 ·································73

● は

パーキンソン病··························89
バニロイド受容体······················143
ヒスタミン H_2 拮抗薬·········96, 110
ヒト腸内マイクロバイオーム
　　　―解析概略················123
　　　―基本構造················126
　　　―菌種・組成············128
ヒト腸内細菌叢メタゲノム研究····126
非びらん性胃食道逆流症（NERD）···57
肥満 ·······································134

病型と病態 ·······························42
病型に基づく治療······················100
病態に基づく治療······················101
病悩期間 ························18, 33
不安 ·······································50
ブスピロン ·······························113
フローチャート···········57, 58, 108
プロトンポンプ阻害薬·········97, 110
変性疾患 ·································89
保険適用に基づく治療方針·········103

● ま

末梢性知覚過敏························149
慢性胃炎 ·······················59, 109
メタ 16S 解析··························124
メタゲノム解析························125
メトクロプラミド·················98, 110
モサプリド ·······················98, 111

● や・ら

薬剤治療 ·································110
有病率 ·····································21
抑うつ ·····································50
六君子湯 ·······················99, 113

機能性ディスペプシア Functional Dyspepsia: FD
－日本人に適した診療を求めて－

2014年11月1日　初版第1刷発行

監　修	荒川哲男（あらかわてつお）
編　集	富永和作（とみながかずなり）
発行人	宮定久男
発行所	有限会社フジメディカル出版
	大阪市北区同心 2-4-17 サンワビル 〒530-0035
	TEL 06-6351-0899 ／ FAX 06-6242-4480
	http://www.fuji-medical.jp
印刷所	奥村印刷株式会社

Ⓒ Tetsuo Arakawa, printed in Japan 2014
ISBN978-4-86270-152-7

* JCOPY ＜(社)出版者著作権管理機構＞
本書の無断複写は著作権法上の例外を除き禁じられています。
複写される場合は、その都度事前に、(社)出版者著作権管理機構
（電話 03-3513-6969, FAX 03-3513-6979, E-mail：info@jcopy.or.jp）
の許諾を得てください。

* 乱丁・落丁本はお取り替えいたします。
* 定価は表紙カバーに表示してあります。